有我在，
你会好起来

叶应华　欧颖　王凤　　著

U0213063

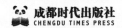

成都时代出版社
CHENGDU TIMES PRESS

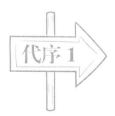

代序 1

　　我们遇到过很多第一次面临精神健康诊断的家庭，也遇到过不少反复就医的家庭，他们都曾问我们，这种病能治好吗？以后患者可以正常生活吗？需要终生服药吗？患者不配合该怎么办呢？……作为患者家属，他们不但要承受对疾病治疗未知的恐惧，而且要承受外界的偏见与歧视，以及经济上的压力等。他们的无措、焦虑、担忧、恐惧等，让我们深知普及疾病相关知识的重要性，为此，我们总结了临床经验，希望能够为面临精神健康问题的家庭提供帮助，也希望精神疾病知识得到更广泛的普及，人们能对精神疾病做到及时发现并有效预防。

　　本书以案例分析的形式娓娓道来，让家属学会在面对患者不同状态时，应该怎样与他们相处，可以为患者的康复做些什么；家庭经济困难时，可以从哪些方面入手去减轻负担；当家属面对患者时，自己的情绪也会受很大影响，这时该如何照顾好自己，

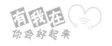

做好心理调整……

　　病患家属很多的焦虑、迷茫、恐惧都源于疾病知识的匮乏，因此，希望这部书能让精神疾病患者家属习得应对慢性精神疾病的方法，减轻自身的焦虑和无措，能给整个家庭带来一点帮助。

邱昌建

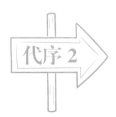

代序 2

作为从业多年的精神科医生，我非常欣慰地看到：全社会对精神疾患的关注度越来越高，关于精神疾病的知识得到广泛普及。在多年的临床工作中，我深切体会到：不仅精神疾病患者迫切需要接受关注和治疗，他们的家属也有非常多的疑问和困惑渴望得到解答。在陪伴患者的过程中，有的家属甚至因为对疾病缺乏足够的了解而患上了"陪伴者综合征"。因此，对家属进行精神疾病相关知识的普及和健康教育是一个迫在眉睫的问题。然而，目前我国专为精神疾病患者家属准备的出版物少之又少，这也正是本书的意义所在。

本书的作者都是在四川大学华西医院心理卫生中心从业十年以上的护师，同时他们也是专业的心理咨询师和治疗师，不仅技艺精湛，还见证了无数病患家庭的悲欢。在十多年的心理干预和治疗中，他们对患者家属的焦虑，有非常深切的体会。从这些体

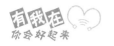

会出发，并借助丰富的一线工作经验，他们精心撰写了本书，希望给予精神疾病患者的陪护者以最切实的帮助。

全书分为"相处篇""生活篇""疾病篇""服药篇""心理调适篇"和"危机篇"六个章节，以大量生动具体、通俗易懂的典型案例，全面介绍了沟通、饮食作息、心理调节，患者发生伤人毁物、自伤自杀等严重危机事件时怎么应对等多方面的内容，除了有极强的操作性外，还对精神疾病的预后、遗传、服药等注意事项一一进行了介绍，可以说它是一部服务精神疾病患者家属的"百科全书"。

精神病学是医学中起步较晚的一门学科，虽然早在我国现存最古老的医学专著《黄帝内经》中就有精神活动异常相关疾病的记载，西方伟大的医学家希波克拉底也在公元前 5 世纪就曾对"癔症"下了定义，并建立起了第一个精神障碍的分类，但这些医学观点并未向大众普及，精神疾病患者长期被当作"怪物"、被孤立，这种现象一直到近代才有所改变。这些被视为"魔鬼附体"的可怜病患不再被人以各种酷刑折磨，转为被安排接受人道主义救治。长达数千年的偏见使得这门学科的发展举步维艰，精神病学像一个新生儿，在污名之下摸索成长，以至于一些精神病学手册中也将其戏称为医学界的"灰姑娘"，经常会存在基层医院专科医生较少、基础知识匮乏，从业者职业认同感低等问题。

好在我国的精神卫生事业自 20 世纪 80 年代以来越来越受到重视，在无数先行者的筚路蓝缕、艰苦奋斗下，精神病学的教学、临床与科学研究工作发展迅速，在 2008 年后得到较为广泛的科普。

虽然精神病学经过几十年的发展，已使得精神疾病患者所面临的社会歧视大为减弱，情绪障碍、精神分裂症等常见的精神疾病不再被妖魔化，它们逐渐进入大众的视野，患者得到了救治，家属背负的病耻感和偏见也有所减少，但是陪护者急需了解更科学的方式，来陪伴患者、辅助治疗。精神疾病的科学防治依然任重道远，需要方方面面的努力。

感谢本书的作者团队，相信本书的问世能对精神疾病患者的康复与陪护知识进行有效推广。希望本书能为精神疾病患者的家庭提供切实的帮助，促进患者康复，减轻患者与陪护者的痛苦，早日恢复家庭往日的快乐。

李　静

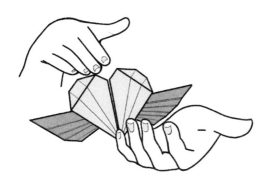

目 录

Contents

第一章 相处篇

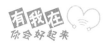

第五章 心理调适篇

第六章 危机篇

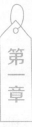

第一章

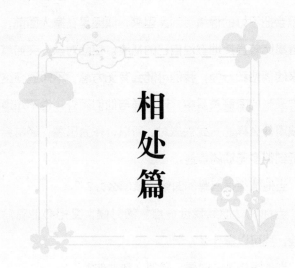

相
处
篇

有我在，你会好起来

我们会发现，家人往往对别人很客气，但是很多时候会把不好的情绪带到家里来，原因是在家人面前，容易比较直接地宣泄自己的情绪。但面对家人突如其来的情绪和行为，我们可能会有无力感，不知道在这样紧张的家庭关系中，该怎样与他们相处，也不知道该用什么样的方式去应对。所以，作为医生，经常会听到很多无助的声音：

　　"当他情绪很暴躁的时候我该怎么办？"

　　"当他说'你离我远一点'的时候，又担心他有危险，我可以做什么？"

　　"当他很痛苦的时候，我怎么帮助他？"

第一节

我们是战友——
我可以与你并肩作战

当发现家人精神状态突然变得和以前不太一样了，作为家属，是无措的、焦虑的，不知道该怎么与之相处。面对家人突如其来的疾病变故，家属该如何陪伴在患者身边，让患者感受到支持和温暖，进而促进其康复呢？

一、案例呈现

患者小刘是一个 14 岁的初中女生，正处在如花的年纪。她从小跟着爷爷奶奶生活，直到小学六年级才被接到父母身边。据父母反映，小刘从小性格就温顺乖巧，学习成绩在班里名列前茅，平时还喜欢舞蹈、钢琴，是一个不需要父母操心的"别人家的孩子"，父母为此感到特别骄傲。可在三个多月前，父母逐渐发现她"变了"——她经常情绪不好，令人难以捉摸，常因为一些小

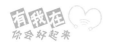

事烦躁、愤怒、发脾气；不愿跟家里人多说话，经常把自己关在房间里，整天闷闷不乐的；睡眠也不好，以前喜欢的舞蹈和钢琴也不愿意再碰了，甚至表示自己不想上学了，学习成绩更是不断下滑。

父母试图改变她，于是跟她沟通，小刘却说："跟你们说了你们也不会懂的，以前你们没有在我身边，很多事情都是我自己解决的，现在我也不需要你们！"小刘被问得不耐烦时双方经常会争吵，有时甚至动起手来。父亲很气愤，觉得孩子不应该乱发脾气；母亲很无奈，觉得苦恼，怀疑孩子是不是到了青春叛逆期。一个偶然的机会，母亲听别人说孩子情绪不好可能是患精神疾病了，开始父母并不能接受，也不愿意相信自己的孩子会生这种病，但看着孩子一天天消极、颓废，做父母的心急如焚。

一番深思熟虑之后，父母带着小刘来到医院，检查后，医生明确告知他们，孩子患了抑郁症。家里人这才恍然大悟，开始面对现实，原来孩子的所有表现确实是因为生病了。父母一方面觉得很内疚，责怪自己对孩子的关注不够，没有及时察觉孩子的变化、了解孩子的感受，想去弥补，但又不知如何做，很是迷茫无措；另一方面又担心这种疾病不能治好，父母虽然想走进孩子的内心，站在她的身边支持她，与她共同面对疾病，但孩子却将心门紧闭，只说自己"真的很痛苦，跟你们说了也没用，你们根本不了解我，你们不懂我"……问得多了，更是冲父母大发脾气，父母像热锅上的蚂蚁，焦虑、茫然、不知所措……母亲更是表示，自从孩子得了这个病，搞得自己都喘不过气来，有深深的无力感，每天身心疲惫，虽然很希望可以尽快帮助到小刘，但又怕方法不对，反而惹得她发脾气，一时进退两难。

二、案例分析

1. 小刘从"别人家的孩子"逐渐变成了让父母不知所措的模样，怎么理解和判断她的"变了"？

那怎样去理解小刘的变化呢？她是进入了青春叛逆期吗？

小刘的性格从温顺乖巧变得敏感易怒，开始出现情绪不稳定、低落，兴趣下降（喜欢的舞蹈和钢琴也不愿意再碰了），不愿意主动与人交流了，回到家就把自己关在房间里，学习成绩下滑。小刘在性格、情绪、行为（自残）、身体症状（睡眠不好）、思维甚至社会功能（学习和人际交往）等方面都出现异常状况，且持续时间长达三个多月。这时需要高度警惕，小刘或许有情绪障碍方面的问题！那为什么小刘不是进入了青春叛逆期呢？青春叛逆期表现为情绪敏感多变，喜欢批判和对抗，处于对父母既依赖又想独立的矛盾中，其中最重要的一点是，青春叛逆期没有思维及社会功能的受损。

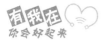

青春叛逆与情绪障碍的区别

	青春叛逆期 （正常）	情绪障碍 （疾病）
情绪	敏感多变、 易冲动	不稳定，易激惹、烦躁 持续低落或是持续高涨， 两种极端情绪处于交替状态
行为	对不符合自己标准的事喜欢评判和对抗	喜欢独处，不愿意出门，兴趣下降，有自伤或自杀行为
思维	思维活跃	思维迟缓、反应慢 思维奔逸（过于活跃）
社会功能	不受影响	有影响，表现为学习成绩下滑甚至不能正常学习（注意力不集中、记忆力下降、理解能力下降）
躯体症状	无	出现睡眠差、食欲下降、头晕、头痛、心慌、精力不济等情况
人际交往	喜欢结交朋友	不愿意主动与人交流，回避社交场合
持续时间	阶段性	持续时间超过一个月或更长

2. 面对孩子的变化，作为家人，我们该如何去获得他们的信任，走进他们的内心，与他们并肩战胜病魔？

·勇于承认自己的不足

勇于承认自己的不足对每个人来说都是一种挑战，尤其是父母在自己的孩子面前承认自己的不足。但是当互动过程中孩子已经发现既往父母存在的问题并为此有相应的情绪反应时，父母仍然一味地以父母的权威姿态去打压或促使孩子内疚等，都是不可取的做法。

如案例中的小刘一样，父母以前没有怎么关心自己，所以她感到委屈和愤怒，因此，父母首先要向孩子承认之前的疏忽，表达内心对孩子愧疚的感受，将威严转化成真诚，双方重新建立平等信任的关系，让孩子感受到被呵护与被尊重，减少对父母的排斥。父母也需要当着孩子面进行自我检讨——自己曾经认为养育孩子只需提供衣食住行就够，忽视了对孩子的陪伴。让孩子说出之后希望父母做出哪些方面的改变，可以增进彼此的信任。

·先感性，后理性

作为家长，面对孩子出现的问题时，首先想到的是该怎么处理问题，以及教导孩子怎么做，这是在用成人的思维方式去面对问题，却往往忽略了孩子的立场和情绪，使孩子感受不到被关心和被理解。

小刘在情绪很糟糕的时候，她父母第一时间的反应是她不

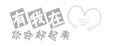

应该是这个样子的，有什么事情说出来想办法解决就好，而忽略了关心小刘委屈、伤心的心情，所以导致小刘更不愿意说出内心的感受，并对他们产生了抵触的情绪。因此，作为家长，需要具有同理心，先学会理解、关心孩子的情绪（受委屈了吗？伤心难过了吗？），而不是理性地去分析事情的对错，好或是不好。如："你这样老是发脾气是不对的""你应该说出来，对你有好处"。

这样理性地处理问题会让小刘感受到父母的冷漠，话到嘴边她可能也不会说出来，父母想接近她就会更难。成年人的思维很多时候都是理性的，面对问题先想到的是发生什么了、应该怎么处理，往往会忽略情感部分。

那应该怎样做才能让孩子感受到被关心、被理解呢？

关心孩子的情绪，鼓励孩子说出自己的感受，可以试试以下这种对话方式。如：当你觉得爸爸妈妈不理解你，或是忽略你的感受时，我能感受到你很委屈，也很失落，如果我周围的亲人不理解我，我也会和你一样感到委屈和难过的。我今后会慢慢地学会理解你的情绪和感受，好吗？所以，你现在有什么想跟我分享的吗？……

·学会倾听孩子内心的声音

孩子到了一定的年龄阶段，家长会发现他们和自己的交流越来越少，他们会经常一个人发呆，不知道在干什么、想什么。听

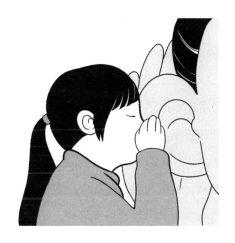

到很多孩子说，在遇到困难时也曾经向家长寻求过帮助，但是家长却没有重视，直接忽略或者取而代之的是惩罚和指责，所以孩子就再也不想去寻求家长的帮助了。

　　案例中小刘说，"你们根本不了解我，你们不懂我"，相信最开始小刘也曾经向父母诉说过自己的心里话，但是往往不但得不到父母的回应、支持和帮助，反而会遭受指责和否定，所以慢慢地，她选择了不说，因为她觉得说了也没有用。想走进孩子的内心，最需要的是要有一双善于倾听的耳朵。当孩子发生状况时，父母急于了解孩子到底怎么了，不断去询问，但是结果往往是不如意的。这时候，父母真正需要做的是陪伴在孩子身边，放下手里的事情，做好当听众的准备。如果孩子愿意说，一定要让孩子把话说完，用心聆听孩子隐藏在背后的需求，不管孩子的观点你是否认同，都不要去打断，这能让孩子觉得父母在认真听他

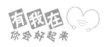

们说话，让他们感受到被尊重和鼓励。建立良好的沟通氛围后，孩子就会愿意说出自己的心理感受。

· 站在不同的角度理解孩子

身份和所处位置不同，对待相同事物的看法也会不同，父母和孩子之间由于身份、年龄、阅历等方面的不同，看问题的角度就会有很大的差别。在彼此相处过程中，家长很容易对孩子有固化的看法，"贴标签"的行为是最常见的，如：她就是一个脾气坏的孩子；他只知道玩手机，将来肯定一事无成；他不懂得体谅父母，真是个"白眼狼"……这种"贴标签"的行为会造成孩子对自我的错误认知，伤害其自尊心、自信心，让彼此的情感裂痕加深。父母需要改变对孩子的偏见，重新认识孩子的各个方面，

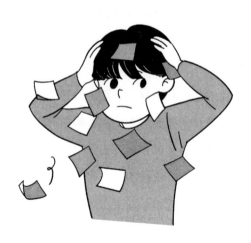

寻找孩子身上的闪光点。

当面对发脾气的孩子时，父母要学会反问自己，如果我作为孩子，面对父母的不理解，我会有怎样的反应和心情？带着这样的思考重新审视自己，打破与孩子原有的相处模式，转变视角重新去看孩子目前所遭受的一切、所承受的痛苦，才能真正地去理解和接纳孩子的状态。接纳和理解，是打开孩子心门的敲门砖。

·学会面对孩子的沉默

案例中小刘的沉默、不愿意交流让父母无措、痛苦。小刘把自己给困住了，为了逃避现实中的痛苦和无助，就蜷缩在自己的"龟壳"里，感觉这样更安全。父母想打破她的"龟壳"，把她拉回痛苦的现实世界，何尝不是一种残忍呢？允许她沉默，也允许她暂时逃避，给她足够的时间和空间来自我疗愈，默默守护和等待，让她有安全感，也让她感受到无论何时父母都在她身边，愿意和她一起渡过难关。

·最难的不是加法，而是减法

家长们很想参与孩子成长的所有阶段，他们最喜欢说的话就是"我是为了你好"。打着"为你好"的旗号，家长把自己的需求和价值观强加给子女，让子女们感到束缚。

案例中的父亲觉得小刘不应该发脾气，孩子就应该有孩子该有的样子，认为这都是为了她好。作为家长，很多时候都希望孩

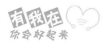

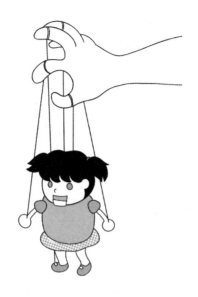

子成为我们期待的样子，可如果父母潜意识里对孩子行为的反应就是"控制"，会造成父母和孩子两种力量对抗的局面，结果就是互相排斥，渐行渐远。

懂得放手，放弃控制孩子，尊重孩子的独立性，给孩子更多的爱和自由，让他们自己拥有更多掌控感，让孩子的独立性得以自由伸展，是最好的减法！

· 允许犯错，给出建议

父母们对孩子的选择有着深深的担忧，不希望孩子做出错误的选择，总是期望在孩子犯错前就能提醒他，让他规避错误，少走弯路。

案例中的父亲说小刘不应该乱发脾气，认为如果小刘不乱发脾气，好好沟通，就不会给家长带来太多困扰。但如果孩子在成长过程中没有犯错的权利和机会，那孩子就容易出现两种极端情况：要不就是害怕犯错误、办错事，什么都听父母的，等着父母帮他思考、帮他抉择、帮他承担；要不就是什么都和父母对着干。孩子犯错并不可怕，可怕的是父母对待孩子犯错时的错误方式。当孩子犯错时，父母应该和孩子一起分析，总结经验，在这个过程中共同成长，同时告诉孩子可以有的选择。

在小刘患病的漫长过程中，需要父母的理解、接纳、陪伴，父母需要有耐心慢慢地去靠近她，让她知道父母与她同在，会是她亲密的战友，陪同她一起渡过难关。

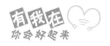
第二节

沟通的艺术

　　相信每个人都渴望家庭和睦、幸福，家人之间能相互支持、理解，成为彼此的港湾。但不知道从什么时候开始，家人之间变得喜欢相互指责，变得漠不关心，不断地向对方提出要求：你应该……你不应该……，整个家庭的氛围变得紧张，家人之间的关系变得越来越疏离，无话可聊，甚至冲突不断。

　　你根本就不理解我！

　　你很烦，跟你说了也没用！

　　你没有顾及过我的感受！

　　现在我很痛苦，你帮不了我！

　　……

当听到家人这样的话语时，你的内心感受是什么？也许是无奈、无助、委屈、愤怒、沮丧、不知所措……那怎样才可以与他们好好交流，彼此信任和理解呢？

一、案例呈现

患者晓轩，男，14岁，从小性格外向，善于交际。小时候与外婆、爸爸、妈妈住在一起，外婆的教养方式是溺爱、纵容，爸爸的教养方式是严厉的说教，妈妈几乎不参与孩子的教育。在教育孩子方面，爸爸和外婆经常发生言语冲突，爸爸的性格较强势，冲突经常以爸爸获胜而告终。晓轩也逐渐养成老是喜欢赢的个性，就连和同学玩也想要赢，不然就用拳头解决。慢慢地，班上的同学就开始排斥他；和同学调皮时受到老师批评，他就会感觉老师偏心，对自己不公平，感觉自己"输了面子"，上课就和老师对着干，老师说什么，他都和老师唱反调，有时候弄出很大的声响，影响课堂纪律。同学们都慢慢地远离他，使他逐渐变得孤僻和暴躁；老师也没有了耐心，反复请家长谈话。每次和老师谈话后，爸爸回家都会收拾晓轩——

爸爸：你在学校怎么回事？老是和同学搞不好关系，上课也不认真。

晓轩：是他们先惹我的，我肯定要还回去啊，老师偏心，针对我，我不服气。

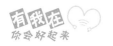

爸爸：每次都说是别人的问题，你就没有问题吗？必须好好自我反思，写检讨！

晓轩：你每次都这样说我，从来都不关心我的感受，出了问题只会一味地指责我，你根本就不知道我经历了什么，你不配当我爸！

爸爸：你再说一遍！我为了你付出那么多，用尽心思培养你，你就这样的态度，你真是一个非常自私的人，让我失望透顶！

晓轩：失望就失望，反正你总是对我不满意，无所谓！

爸爸气得满脸通红，晓轩回到房间，使劲地关上了门。每次谈话总是这样不欢而散。

晓轩在学校的状态依旧如故，老师建议他休学，后来晓轩转校了。到了新的学校，晓轩开始变得沉默、孤僻，情绪及精神都很差，不愿和同学交往，上课注意力不集中，对学习提不起兴趣，成绩直线下降。爸爸、妈妈都很焦虑，跟他说话时变得小心翼翼。爸爸也尝试过和晓轩谈谈，但是晓轩面对爸爸时变得异常沉默，有时候会说出"活着没意思"的话。爸爸感觉到了事情的严重性，便带晓轩去医院就诊，最终诊断结果为重度抑郁发作。晓轩爸爸彻底蒙了，从来没有想到孩子会患上精神疾病，尽管他希望能多和孩子沟通，能了解到晓轩的真实想法，但晓轩却怎样都不愿意再开口。

二、案例分析

1. 爸爸和晓轩的沟通出了什么问题？

爸爸对晓轩充满了爱，但是有时候错误的表达方式让他们彼此都难以感受到爱，甚至彼此疏远和相互伤害。

（1）爸爸有自己的价值观和先入为主的观念，所以他不能理解晓轩的一些行为，在爸爸看来，自己不能理解的事就是别人有问题，比如在面对晓轩上课和老师对着干，不好好学习，和同学处不好关系的问题时，就带着"你就是有问题"的观念去和晓轩沟通，语气充满指责，这样的沟通方式招来的当然是晓轩的敌意，爸爸想要达到的沟通目的难以实现，甚至适得其反。

（2）家长或多或少都有些控制欲，在沟通中会比较强势，认为孩子做错了事情就必须要受到惩罚。

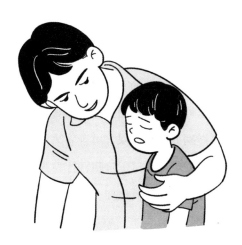

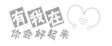

晓轩面对爸爸的控制和指责，更多的感受是我是被否定的，是不被接纳的。在学校，面对老师和同学，也是同样的感受。因此，这个时候的晓轩带有强烈的情绪，委屈、愤怒，面对指责，很多时候选择的是反抗，为自己抗争。当发现抗争作用不大时，就会出现案例中的状况，产生无助感、无望感、无价值感，甚至有放弃生命的念头。

（3）案例中，爸爸与晓轩沟通的第一句话"你在学校怎么回事？老是和同学搞不好关系，上课也不认真"带着强烈的情绪色彩，因为愤怒而指责，急于纠正晓轩的行为。这时候的晓轩也带着满腔情绪，希望得到家人的安慰。结果可想而知：晓轩为了不继续受伤，竖起了坚硬的外壳，拒绝敞开心扉。当沟通中的矛盾冲突开始变得越来越尖锐时，双方的情绪也达到了顶点，容易说出相互伤害的狠话，让这场沟通变得更加糟糕。

2. 当晓轩不愿意再表达，作为爸爸该怎样与他沟通，才可以让他打开心扉？

晓轩感受到爸爸对自己的不理解，所以根本就不愿意再诉说自己的感受，那怎样可以让沟通变得更加顺畅，让其慢慢打开心扉呢？我们需要做到鼓励沟通双方勇于表达自己的观点，并保持不评价。作为爸爸，应当尝试了解晓轩行为背后的动机，在对话中表现出好奇心和耐心，只有这样，才能让晓轩恢复安全感，愿意倾诉。

（1）晓轩爸爸应该先询问孩子，了解事情的真相。如：当从老师那里了解到晓轩的状况时，爸爸不要着急下结论，而是抱着了解多方看法的心态去沟通，以这样的方式沟通，就不会先入为主，带着那么强烈的情绪，而是会让整个交流过程变得平和。我们可以尝试这样对话——

爸爸：今天老师找我谈了一下你最近在学校的表现，说你在课堂上喜欢和老师对着干，我想知道你对此有什么想说的吗？

晓轩：我觉得老师偏心，我和其他同学有矛盾时，老师总是批评我，所以她上课我就偏不听。

爸爸：哦，那我想知道，这位老师是每次当你和同学有矛盾时都批评你一个人，还是？

晓轩：那倒不是，就是每次批评我的语气更重，罚得更狠。

爸爸：那就是说你和同学都会被批评，只是被批评的程度不一样，那和同学处不好关系，你怎么看？

晓轩：和同学在一起时，他们总是不赞同我的观点，我在表达想法时，他们总是要么打断我，要么不理我，让我很愤怒。

以上的对话中，爸爸没有带着情绪，而是抱着好奇心，带着目的去了解老师和晓轩两方面的观点，既尊重了老师，又尊重了孩子，让晓轩愿意去谈谈自己的观点，最终了解到多方面的想法，了解到事件背后的原因。整个过程没有指责，也没有对抗。

（2）确认对方的感受：通过表达，理解对方的感受，从而增强对方的安全感。

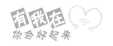

爸爸：我听到你说老师偏心，对你处罚更严厉，感觉到你好像挺委屈的。

——爸爸理解到了晓轩内心的不甘与委屈，这可以让晓轩感受到被理解和被认同。

晓轩：是的，我感到老师处事不公平，凭什么就针对我？

爸爸回复1：我还感受到你对此事带有愤怒的情绪，你希望老师能公平地对待你，是吗？

这里常常有一个错误的沟通方式：

爸爸回复2：为什么老师对你处罚更重，你想过自己的问题吗？

——这句话带有指责和质疑的口气，会让对方感受到不舒服，引发反驳和阻抗。

（3）信息确认和反馈：当对方说出自己的观点时，复述和确认他们表达的意思，并鼓励对方分享他们内心的想法。我们可以这样说——

爸爸：你说和同学处不好关系是因为他们老是先惹你，这种感觉让你很生气，是吗？

晓轩：是的。

爸爸：那具体是什么样的事情让你生气呢？

晓轩：和他们一起玩的时候，他们总是不服输，要挑衅我，不准我赢。

爸爸：你的意思是说同学们不让你赢，你就会很气愤，还有吗？

晓轩：还有就是感觉他们好像都有点针对我，让我觉得很委屈和孤独。

爸爸：就是说你感觉到被同学们排斥，内心有不甘，又有委屈，还有点生气？

晓轩：嗯。

（4）主动引导出话题：如果对方还是不愿意敞开心扉，甚至沉默不语，可以揣测对方的想法后先抛出话题，如果猜对了，当对方说出想法时，他会感觉到被理解；如果猜错了，对方就会倾向于辩解，从而说出他的真实想法。如下面的对话——

爸爸：转学后你越来越不想说话了，是因为现在的老师、同学对你不好吗？

晓轩：不是。

爸爸：那是因为学习压力很大吗？

晓轩：不是。

爸爸：是因为爸爸妈妈没有理解你吗？

晓轩：有一部分。

爸爸：和转校前的老师和同学有关系吗？

晓轩：嗯，感觉到老师对待我很不公平，所以很伤心、愤怒、无助，同学们对我又不理解，就很委屈、难过。

爸爸：我感受到了这件事情对你的伤害，让你悲伤无助，同时又没有及时得到父母的支持，因此让你更加痛苦。

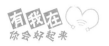

第三节

给我机会，
让我走进你的内心

每个人遇到的问题各不相同，感受也各异，哪怕是亲人也很难真正理解对方所经历的事情对于他们而言意味着什么。经历一些事后，他们往往认为自己很糟糕，没有价值，但这些事在别人的眼中却不是什么大不了的事。因此他们不愿意说，感觉即便自己说了，别人也不能提供什么帮助，自己反而会给别人带来负担和麻烦。

一、案例呈现

可可是一位产后 3 个月的宝妈，孩子在出生时出现了生理性黄疸，可可非常担心、紧张，很害怕孩子身体会出现严重的问题，每天都忧心忡忡。之后可可睡眠就不怎么好，睡眠很浅，有一点声音就会醒来，每晚会醒来三四次，醒来后再入睡就变得很困难。

每次醒来都会看看孩子是否安好，担心孩子会被被子捂住导致窒息，担心没有及时给孩子换尿不湿导致孩子红臀，也担心因自己的一时疏忽导致孩子生病……可可每天的生活就是喂奶、换尿布、哄睡、焦虑如何带好孩子以及孩子的身体健康中循环，这样的循环耗尽了可可所有的精力。她的情绪变得越来越烦躁不安、低落，不愿意说话，会莫名地哭泣。

　　婆婆发现可可的异常状态后，说她太矫情了，每个女人都是这样过来的。可可的丈夫每天很忙，早出晚归，回到家会听到可可的抱怨：自己很辛苦，睡眠很糟糕，每天都很疲倦，觉得自己很没用等。看到可可的状况，丈夫劝她想开点，也让自己的母亲帮忙带小孩，减轻可可的负担，让她白天可以休息一下。但是可可的状况并没有改变，反而更糟了，总是担心婆婆带不好孩子，

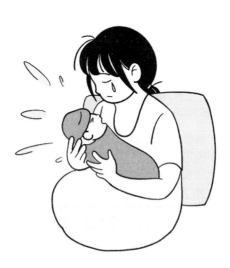

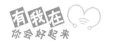

处处都要嘱咐婆婆，这让婆婆很生气，婆媳间也产生了很多矛盾。可可的身心都处于极度糟糕的状态，用可可的话说："活了二十多年，从来没有过这种感受，这么多负面情绪一股脑儿都出来了，觉得自己没用，什么也做不好，脑子不够用，思考不了任何问题，人没有活力，特别敏感，外界一点点声响就会引起神经上很大的痛苦。没有人可以帮助到我，感觉快到崩溃的边缘了。"

丈夫发现可可的情况变得更加糟糕了，于是带着她到医院就诊，诊断结果为产后抑郁障碍。丈夫非常惊讶，完全没有想到可可会患上抑郁症，为此很自责，感觉对妻子的关心不够，每当看到可可痛苦的样子，丈夫都非常担心、着急，很想做点什么来帮助她。但每当可可伤心哭泣的时候，面对丈夫的关心，可可却表示自己现在很绝望，感觉大脑一片混乱，认为即便自己说出来，丈夫也帮不了自己，只会增加丈夫的负担，所以已经不太想说了。看到可可如此痛苦、煎熬，丈夫有很深的挫败感和无助感，又很着急，不知该怎样做才能更好地帮助到她。

二、案例分析

1. 可可为什么不再愿意与家人沟通呢？

（1）可可正处于女性一个特殊的生理时期——产后，体内的激素水平急剧变化导致可可的情绪不稳定，加上对妈妈这个新角色的适应不良、照顾新生儿压力较大、没有得到家庭成员的支持等因素，导致可可患上了产后抑郁症。她变得沮丧、焦躁、恐惧、悲观，这个时候丈夫很忙，没有时间陪伴和关心妻子，婆婆也未重视起来，认为可可矫情——他们都没有意识到可可是生病的状态。在最需要得到家人支持和帮助的时候，可可却只能一个人苦苦煎熬着，情绪变得更加糟糕，照顾孩子更加力不从心，与婆婆关系变得更加紧张，形成恶性循环后，可可再也没有欲望与家人沟通。

（2）可可在最初寻求丈夫帮助时（对丈夫抱怨），是希望丈夫能明白她的心情和感受的，但丈夫认为她就是想太多。无法感受到被理解和被关心，可可想寻求家人倾诉的心慢慢关闭。当丈夫意识到可可的情况变得更加糟糕时，可可已经深陷疾病的痛苦当中，思维与反应迟钝，与人交流也变得困难，情绪异常低落，想法悲观。可可认为自己现在这种痛苦已经没有办法解决，即使被人安慰也于事无补，说出来只能增加丈夫的心理负担，还不如不说。

2. 在可可不愿意再向家人求助时，
如何让她愿意尝试与家人沟通？

（1）信息反馈＋情感反应：当尝试跟一个人沟通，而对方又沉默不语时，我们的沟通一定要做到站在对方的处境和立场去思考，例如我们可以采用信息反馈＋情感反应的方式来表达。

信息反馈＋情感反应的对话方式如下——

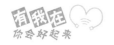

丈夫：小孩刚刚出生不久，出现了黄疸（信息反馈），你担心带不好小孩，我感受到了你的焦虑、紧张甚至自责（情感反应）。

丈夫：你与我妈沟通带小孩的问题，却被她指责（信息反馈），你感到沮丧和生气（情感反应）。

丈夫：当你在与我交流时说很疲倦、很辛苦，那时没有得到我的理解与安慰（信息反馈），你感到伤心、失望（情感反应）。

（2）学会向对方说感谢：肯定她的付出。可可不断地自我否定、自我怀疑，觉得自己什么都做不好，没有价值感，导致情绪崩溃，此时要对她说出你的感谢，并肯定她的价值，让她意识到自己并不是一无是处，感受到被尊重和被接纳，逐渐放松自己，敞开心扉。

如：感谢你在睡眠这么差的情况下仍然坚持自己照顾孩子；感谢你在家默默地付出，分担了我照顾家庭的重担，让我没有后顾之忧。

（3）倾听：倾听是让我们先放下已有的想法，全心全意地体会他人的感受，为他人充分表达痛苦创造条件，更有助于对他人的理解和接纳。可可丈夫认为，在她感到痛苦时，应该想办法使她感到好受，便急于采取行动安慰、提出建议，结果这并不是可可想要的，效果可想而知。因为急于采取行动使可可的丈夫无法充分体会她的痛苦和无助。因此，她丈夫需要先静下心来，听听可可内心的想法和需求。具体可通过以下方式进行——

A. 倾听对方的感受和需求，可以以这样的方式沟通。

错误示范：

可可：和你说也没有用，你又解决不了问题。

丈夫：你这样说是在生我的气，怪我帮助不了你吗？

——这样的回答带着质问和指责的语气，会让沟通陷入困境。

建议做法：

丈夫：你很痛苦和沮丧，是因为你需要得到我的理解和专业的帮助？（体会可可的感受和需要）

可可：是的，你们之前都不理解我的痛苦，我现在真的非常难受，很多问题困扰我，我不知道该怎么办。

丈夫：听起来你很伤心和失望，你想得到我们的接纳，并找到解决困扰的方法？（继续体会可可的感受和需求）

可可：嗯，我真的担心情况会变得更糟。

丈夫：我能感觉到你非常紧张和害怕，你担心这样的情况持续下去你会失控，没有办法改善了。你希望有好的办法阻止情况变得更糟，是吗？（继续体会可可的感受和需求）

B. 给予对方反馈。

可可：我不知道怎么回事，老是照顾不好小孩。

丈夫：我能体会到你的无措，你希望你能有更多的精力和方法照顾好我们的小孩，不让他生病，但孩子不幸得了黄疸，所以你感觉很内疚，是吗？（体会可可的感受和需求，并给予反馈）

可可：我觉得我是个失败的妈妈。

丈夫：你好像很灰心，你希望自己有能力照顾好我们的小

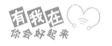

孩，对吗？（给予反馈）

C. 当对方痛苦到无法沟通时，有可能对方正处于激烈的情绪当中，需要时间和空间来调整状态，等对方平静下来，我们再回来与之沟通。

可可：我现在很烦躁，很痛苦，大脑一片混乱，我不想说话。

丈夫：我知道你现在很难受，我不说话，我就在房间外面陪着你，等你稍微平静一点了，我再回来，有什么需要你可以随时叫我，我一直都在。（给她足够的时间和空间调整自己，并保持对她的关注，让她感受到关爱和温暖）

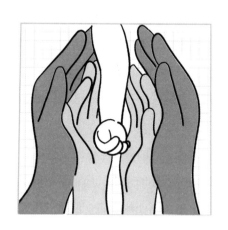

第四节

陪伴的意义

陪伴的真正意义并不是形影不离地守在一个人的身边，而是一起走过人生的每一段旅程，慢慢体味相伴时遇到的每一道风景、每一种心情。陪伴就是共享一段记忆，能够共同体验记忆当中的酸甜苦辣；陪伴是当你需要我的时候，我能立刻来到你身边，给你拥抱，陪你闲聊，也可以是陪你做一些看起来毫无意义的事情。

一、案例呈现

小杨 17 岁，女，上高三，在学校成绩名列前茅，父母都很为她感到骄傲。小杨出生在再婚家庭里，有一同父异母的姐姐，但关系差，不经常来往。小杨出生那年，妈妈已经 35 岁，爸爸 42 岁，故从小父母对她就很溺爱，但给予她更多的是物质上的满

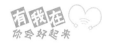

足。妈妈性格较强势，喜欢掌控家里所有人，不如意便发脾气，对她要求严格，希望她能考上名校，有更好的前途。父母关系紧张，父亲要么长期不回家，要么一回家便独自待在房间，不与人说话，妈妈经常强制和其爸爸沟通甚至大打出手。他们从不避讳小杨在场，为此，小杨经常感到害怕与无助。

两年前，小杨突然出现情绪亢奋、话多、精力旺盛、不喜欢睡觉、乱花钱、冲动易怒的状况，持续一个月后又出现情绪极度低落、悲观，没有价值感，觉得父母不关心自己，家庭氛围让人窒息，会因一点小事情就情绪激动、大哭、想打人。但小杨知道自己不能打人，于是便以用刀划伤手臂、用指甲掐自己大腿、用头撞墙、用手砸墙等方式发泄情绪，发泄后会感到轻松一点。甚至有一段时间，小杨喜欢看到自己的血液，说看到血液会很兴奋，她会用刀片割手腕，好像这样才能证明自己的存在一样。当妈妈发现小杨身体有伤时，询问过她，小杨说是自己弄伤的，妈妈很吃惊，逐渐意识到问题的严重性，于是带小杨去医院检查，诊断结果为双相情感障碍。但小杨并不认为自己有问题，对治疗很反感，不愿意配合。妈妈很担心小杨的病情加重，更担心她会继续伤害自己，于是放下了工作，每天都守在她身边，小杨对此很抵触，不愿意妈妈守着自己，感觉像是被监视一样，很不自在。她告诉妈妈，自己需要空间，但妈妈非常担心如果不看着小杨，她会出事，小杨很激动，威胁妈妈说："如果你再守着我，我就死给你看。"妈妈很无助，很焦虑，不知道该怎么陪伴才是对的，也不知道什么时候该给小杨独处空间，什么时候必须守护在侧。

二、案例分析

1. 小杨妈妈很纠结、焦虑，那么，到底什么时候该陪伴在小杨身边，什么时候可以给她独处空间呢？

·观察和评估小杨的状态

评估小杨是否存在危机状态之自杀、自伤。

评估内容详见下表。该表是评估某个人是否存在自杀风险的量表，具体的是看其在最近一个月内，是否有量表中的一些表现。

序号	条目	是	否
1	你是否觉得死了会更好或者希望自己已经死了？		
2	你是否想伤害自己？		
3	你是否想到自杀？		
4	你是否有自杀计划？		
5	你是否有过自杀未遂的情况？		
6	在你一生中，曾经有过自杀未遂的情况吗？		

如果以上任何一个条目小杨选择了"是"，那就证明小杨是存在危机状态的，存在危机状态的话妈妈就需要陪护在身边，密切观察小杨的情绪和行为，防止她有伤害自己的行为。如果选择

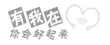

的全是"否"，可以给她留独处空间。

·约法三章

　　妈妈在同意给小杨留独处空间时，需要和小杨沟通，表示愿意相信她只是需要独自静一静，并没有伤害自己的想法，也需要小杨保证，在这个过程中不会有伤害自己的行为，如果发生了这样的行为，就没有机会拥有独处的空间。

·创造安全的空间

　　自杀、自伤，可能是一次临时冲动的行动，也有可能是蓄谋已久的行为，比如它可能发生在一次激烈的冲突之后，或是经历无数次失败以后。如果当事人所处的的环境中缺乏了可协助自杀的外部条件（致命的物理条件），比如高楼、绳子、江河湖海、刀具、玻璃碎片、大量药丸、燃气设备等，即使当事人突然产生自伤自杀的想法，但是没找到"便利"条件，这次行动极大可能会"失败"。因此，在给小杨创造个人空间时，必须让她处于一个安全的环境中，既可以更好地保障小杨的安全，又可以减轻妈妈的焦虑。

2. 如何更好地陪伴?

·建立良好的信任关系

第一步是信守承诺。所有的信任关系都必须从信守承诺开始，妈妈与小杨相处时，答应了的就要做到，言行一致才能打造长久的信任关系。如果做不到，就不应该轻易答应，也不能为了暂时缓解矛盾而随意承诺。信任的建立是个渐进的过程，是好印象的叠加。在本案例中，妈妈如果同意给小杨独处的空间，就得做到，不能因为担心她而失信，进而偷偷摸摸去"监视"她。

第二步是实事求是。需要做到诚实，既不夸大其词，也不刻意隐瞒事实。案例中，妈妈同意让小杨一个人静静，但是又担心其安全，这时候可以告诉小杨她的担忧与纠结，展现作为一个妈妈真实的情感，更能增加小杨对妈妈的信任度。

第三步是暴露自己。即向别人展现最真实的自己，一个既有缺点也有优点的自己。案例中的妈妈是一位脾气暴躁、个性强势、不懂得如何与家人沟通的人，但也能看出，她其实是很希望家庭和睦的，也愿意为此付出。妈妈可以向小杨表达自己因担心家庭关系越来越紧张，就急于交流，急躁的性格加上不擅长沟通，导致情况变得更糟糕。让小杨了解更真实的妈妈，更利于小杨表达更真实的自己。

第四步是给予不求回报的关爱。没有什么比爱更能建立信任关系了，但这种爱必须是不以利益和回报为前提的。小杨妈妈需要让小杨明白，妈妈对她的关心是发自内心的，默默地陪伴在侧

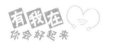

也没有任何私心，既不是为了让别人说她是一位好妈妈，也不是向别人展示自己有个优秀的女儿。

·做到平等、尊重

首先，不要用威胁和发号施令的口气跟对方说话，如："如果你不好好配合，我就会让你不好过""你马上去把这件事情完成"。其次，允许对方表达与自己不同的意见并对此选择尊重与理解。案例中的妈妈需要做到让小杨尽情表达和她不同的感受和意愿，如小杨妈妈希望小杨可以接受治疗，但小杨不愿意，妈妈听到小杨的反馈，第一反应可能是不同意，认为小杨必须接受治疗，这样妈妈和小杨的关系会更加紧张。比较提倡的做法是，妈妈允许小杨表达自己的意见，并了解她不愿意接受治疗的原因，和她共同探讨好的方案，让小杨感受到被尊重，这样做更容易促进彼此的关系。最后，不要将自己的意愿强加给别人。案例中的妈妈觉得对小杨好就是在物质上满足她、给她足够的金钱、为了好的前途而希望她考上名校，但这些只是妈妈个人的意愿，并没有考虑到小杨的需要和意愿，没有问她需要金钱还是陪伴，她对好前途的理解是不是考上名校。妈妈出于个人意愿的决定只能让小杨感受到不被尊重和强迫。

·安静陪伴，做最坚定的守护者

接受对方的情绪和适当的宣泄，如哭泣、吼叫、摔东西、打毛绒玩具等。案例中的妈妈在面对小杨特别痛苦时，可以告诉她：我知道你现在很痛苦，想发泄，只要你不伤害自己、不伤害他人，你可以随意宣泄，我在旁边陪着你。如果你想倾诉，我一直在这里，如果暂时不想倾诉，我也在旁边陪着你，你需要我可以随时找我。

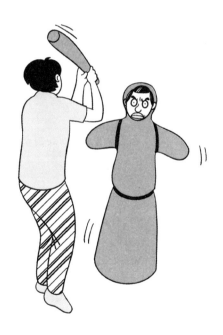

·关注她的需要

只有明白对方有这样的状态的原因是什么，隐藏在状态背

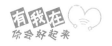

后的需要又是什么，才能更好地去理解对方，做到更好地陪伴。案例中，小杨觉得家庭氛围会带来窒息感，让自己很痛苦，那她背后的需要是什么？是和睦的家庭环境，父母能有良好的沟通方式。小杨觉得自己没有存在感，认为只有伤害自己才能证明自己的存在，她背后的需要是希望家人可以真正地去关心她，关注她的感受和想法。

· 寻找共同话题

当对方不想沟通时，或是感觉彼此有距离感时，可以去寻找双方都感兴趣的话题，拉近彼此的距离。如：音乐、游戏、电影、明星、美食等等。

第五节

能讨论敏感问题
——自伤、自杀吗？

很多家属都曾经问过我，能和患者讨论有关自杀、自伤的敏感话题吗？我很好奇他们为什么会问这样的问题，他们给了我不同的原因。有人说想了解以后与患者沟通过程中是否需要避免这样的敏感话题，以免大家尴尬；有人说了解一下这方面的专业知识，可以更好地与"他们"相处；有人说自己既想与患者讨论，但是又怕自己掌握不了分寸，让患者的情绪波动太大……

面对各种有精神疾病的患者，家属是焦虑的、害怕的、茫然无措的。该以什么样的态度面对他们，和他们说话需要注意什么？哪些话题不能说，哪些是可以一起讨论的？为此，家属们会感到彷徨和担心，特别是对有关自伤、自杀的敏感话题，甚至非常忌讳，担心讨论后会增加他们自伤、自杀的可能性。到底能否讨论这样的敏感话题呢？

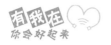

一、案例呈现

王婆，女，67岁，退休在家，和老伴生活在一起，有一个儿子生活在同一座城市。王婆有糖尿病和高血压，五年前曾被诊断为抑郁障碍，一直在口服抗抑郁药，但最近半年开始不规律服药，病情又开始复发，情绪低落，没有精力，整晚失眠，吃不下饭，还伴有头痛、胃胀气，广场舞也不愿意跳了，整天都没精打采，不想出门，就想一个人待着。她对老伴说，可能自己这次挺不过去了，还交代了银行卡密码。老伴让王婆不要想那么多，把剩下的药吃上就好了。王婆又继续服药一周，感觉没有效果，就断定病治不好了，于是趁老伴去买菜的时间，用绳子勒脖子，想一了百了，当有窒息感时，手上劲就小了，正想再用力时，老伴就回家了，她只好中止了自杀的行为。中午吃饭时，老伴发现她脖子上有瘀痕，就询问王婆是怎么回事，王婆低头不愿回答，老伴很快就明白了其中的缘由，非常生气，觉得没什么大不了的事情，王婆居然采取这样极端的行为。老伴开始和王婆谈论自杀的事情。

老伴：你有什么想不开的事情，居然做出勒脖子的行为？

王婆：我很痛苦，感觉我的病治不好了。

老伴：现在的生活条件这么好，医学也很发达，儿子又孝顺，没有过不去的坎儿，你就应该想开点，不该胡思乱想，对不对？

王婆沉默不语。

老伴：你这样做，我和儿子都会很痛苦，能不能不要再有这样过激的行为？

　　王婆默默地流泪。

　　老伴：好死不如赖活着，你要坚强起来。

　　王婆低头不说话。

　　老伴又给儿子打电话，向儿子说了王婆的行为，儿子很快给王婆打来了电话。

　　儿子：妈，听爸说你心情很不好，还有伤害自己的行为，我都震惊了。

　　王婆：嗯，我感觉看不到希望。

　　儿子：听到爸说这件事，我很着急，你到底有什么想不开的事情？

　　王婆：没什么。

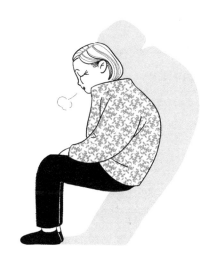

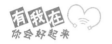

儿子：没什么事情，每天你就去跳跳舞，打打麻将，开开心心地生活，多好的。

王婆没有说话。

儿子：我最近有点忙，你要好好保重，不要让我担心。

王婆听了父子俩的话，情绪非常低落，感觉好像没有人理解自己的痛苦，同时也很自责，觉得拖累了家人。晚上她又口服50多片药物自杀，还好被老伴及时发现，送医院抢救，第二天才清醒过来。老伴很焦心，不知所措，明明都和王婆说好了，要坚强地活下去，不要去做伤害自己的事，怎么转眼间就出现了更严重的问题呢？王婆出院后，老伴和儿子再也没有和她说过有关生死和自杀的话题，每天都小心翼翼的，很怕哪句话又会影响到王婆的情绪。看到王婆仍闷闷不乐的样子，老伴特别担心，不知道她会不会又有不好的念头，所以经常晚上不敢熟睡，担心老伴又做出极端的行为。

二、案例分析

1. 老伴发现王婆颈部有勒痕，老伴、儿子与王婆沟通有关自杀的话题后，王婆再次出现自杀行为，是因为此前讨论了敏感话题吗？

老伴、儿子与王婆之间的无效沟通方式，反而让事情变得更糟。

A. 老伴、儿子在和王婆沟通的时候，没有了解到她的心理状态，也没有去考虑她的想法，而只顾滔滔不绝地讲自己认为对的话，只强调自己的意见而忽略对方的感受，如"你就应该想开点，不该胡思乱想""你要坚强起来""开开心心地生活"等。没有从王婆的立场去理解她面对疾病时的焦虑、恐惧与无助，使王婆没有了沟通的意愿，不愿意说出内心真实的想法，反而再次感受到不被理解的痛苦，深陷没有人可以帮我的绝望中。

B. 忽略了双方对话中的重要信息。王婆有发出过"感觉我的病治不好了""看不到希望"这样的重要信息，代表她当时的心理状态——绝望、孤立无援，这是指向危机状态的危险信号，同时也是王婆向家人求助的信号，她希望得到老伴和儿子的帮助和支持。但老伴和儿子都忽略了她的真实需求，而是根据自己的经验给出建议和方法，这些方法对处于生病状态的王婆来说是无效的，反而加速了王婆情绪的崩溃。

C. 沟通中带有指责的语气。王婆老伴的话"你有什么想不开的事情，居然做出勒脖子的行为？""能不能不要再有这样过激的行为？"带着明显的指责语气。王婆已经处于无助、绝望的状态，非但没有听到支持、理解的声音，反而听到家人的责怪、嫌弃，这加重了王婆无助、无望的情绪状态。与儿子的对话中，儿子说出"你要好好保重，不要让我担心"的话，让王婆产生了自责、拖累家人、无价值感等情绪。

以上无效的沟通方式加重了王婆的绝望感，促使她采取极端的方式来应对自己无能为力的状态。

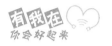

2. 面对王婆伤害自己的行为，可以与她谈诸如自伤、自杀的敏感话题吗？

面对有抑郁情绪、悲观想法及伤害自己行为的患者，可以谈自伤、自杀的话题吗？这是没有绝对答案的。在患者有意愿的情况下，是可以谈论这样的话题的，如对方向你发出求助的信号，告诉你他现在很痛苦、很绝望，感觉没有人可帮助自己，现在想自伤或是自杀等等，这就证明对方是希望得到帮助的，我们则可以收集信息，更好地了解对方的情绪状态，及有无极端想法，极端想法越详细，做出危险行为的概率就越大，这时就需要立即寻求专业机构（专科医院及心理卫生中心）的帮助。如果患者不愿意谈论，那也不必强迫，家属需密切关注患者的情绪和行为，防止有危险行为产生。

3. 如果王婆愿意谈，该怎样与她沟通呢？

A. 不带成见和情绪的沟通。案例中，老伴看到王婆脖子上的伤痕时，带着愤怒与不解，认为她放着好日子不过，一点儿小事儿就做出自杀的行为，是不可理喻的。带着这样的想法和愤怒情绪去和王婆沟通时，就难免有指责和抱怨的语气，从而让沟通变得困难。

怎样让沟通变得顺利呢？我们可以试试以下谈话方式——

老伴：看到你脖子上有伤痕，是怎么受伤的，我有点担心。

（不带成见和愤怒情绪，并表达出自己的关心）

王婆：我自己弄的，我感觉很难受，觉得病越来越严重，好不了了。

B．明确沟通的目的。案例中，王婆的老伴和儿子都没有明确沟通的目的，只是说了自己认为对的话。如老伴和儿子都询问了王婆伤害自己的原因，但还没有得到答案，话题就转移到了"不要伤害自己"上；"不要伤害自己"的沟通目的也没有达到，就匆匆结束了沟通。

沟通目的一：明确王婆伤害自己的原因

老伴：你说担心病治不好了，所以会觉得绝望，除此之外，还有什么担心吗？（采用开放式提问收集信息）

王婆：我还怕邻居笑话我，说我有精神病，门都不出了。

老伴：如果是我，也会有这样的担心。此外还有什么别的担心吗？

王婆：这个病的治疗需要花很多钱，病愈后还可能复发，不知什么时候是个头儿，给家庭带来了经济负担。

以上采用理解和开放式提问的沟通方式，让王婆更愿意去述说自己内心真实的想法，让家属了解到王婆自杀行为背后更深层的原因，从而更容易理解她，并让彼此的关系更紧密。

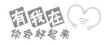

沟通目的二：让王婆不要伤害自己

儿子：妈，听爸爸说你受伤了，严不严重？（表达关心，让对方感受到温暖）

王婆：没有多严重。

儿子：我很担心你，能和我说说吗？（继续收集信息）

王婆（哭泣）：我感觉看不到希望了，不如一了百了。

儿子：妈，听到你这样说，我感觉很难受，感觉自己很无能。能跟我说说是什么让你看不到希望吗？

王婆：最近每天都头痛，整夜都睡不着，吃不下饭，全身都没有劲，吃了药都不见效，我的病可能是治不好了。

儿子：我记得五年前你好像也有这么难受的经历，后来去医院看了，服药后很快就好了，你还记得吗？（让她看到希望）

王婆：好像是，但是这次我也吃了药，没有效果。

儿子：你现在吃的药，没有经过医生调整，可能效果要打折扣。（感受到王婆的片面推测，分析她吃药无效的其他可能性）

王婆：有这种可能。（对自己的片面推测有了动摇）

儿子：要不然我带你去医院看看，经过医生正规治疗，应该可以和以前一样恢复。

王婆：我考虑一下。

儿子：妈妈，我们都需要你，需要你健健康康的，一家人团团圆圆地在一起，没有你，家就不完整了。（让王婆感受到被需要，获得价值感）

王婆：好。

上述的沟通方式是继续使用开放式提问，收集资料，积极聆听，了解患者真正的担忧，给患者希望，让其感受到被支持、被关心、被需要，获得价值感，暂时打消伤害自己的想法。

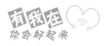

第六节

如何应对无理要求

有不少家属反映，家里的患者老是会提出一些无理要求，让家人进退两难：不满足他，他就会发脾气，情绪极不稳定，甚至有攻击他人或伤害自己的行为；满足他吧，下一次他又会有新的要求。面对这些无理要求，家属是该无限制地满足，还是该严厉地约束呢？其实这两种方式都是极端的做法。无限制地满足，会催生更多不合理的要求，使患者产生自私、依赖等心理；严厉地约束会使患者变得胆小、不自信，或是叛逆。那面对患者的无理要求，家属可以做什么呢？

【案例1】

一、案例呈现

小罗，42岁，女性，职业是检验师，与丈夫共同生活，关

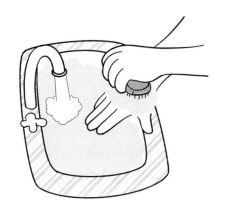

系较好。一年前，小罗在化验血标本时，不小心将标本弄到了自己的衣袖上，血标本所属的患者有乙肝大三阳，小罗非常紧张，赶紧换衣服，反复洗手。从那以后，几乎每天都要洗手20多次，直到双手洗得发白才停下来。后来逐渐发展为只要接触到物品，就会洗手两三次，洗手持续的时间也越来越长，从最开始的两分钟发展为半小时到一小时。她开始减少出门频率，因为她觉得外面很脏，有很多细菌，担心外面洗手不方便，导致细菌进入身体。如果有事必须要出去，她的包里准备的都是消毒湿巾纸。随着病情的发展，小罗除了洗手，还开始每天洗澡，每次洗澡时间为两小时左右。手上的皮肤被洗得破皮，身体的皮肤也开始变得粗糙。

　　她除了对自己有要求，还要求丈夫也要频繁地洗手。每次看到丈夫接触到钱、书桌、手机、鼠标等物品时，她就会让丈夫去洗手，对洗手的时间也有规定——每次都必须达到10分钟，如

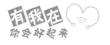

果丈夫不满足她的要求，她会非常焦虑，甚至发脾气，反复说手上有很多细菌和病毒，如果不洗干净，手接触了家里的物品，物品上面就会有细菌和病毒，这些细菌和病毒会逐渐扩散得到处都是，进而侵入人体，导致身体被感染，一直说到丈夫去洗手为止。一开始，为了缓解小罗的焦虑情绪，丈夫只好顺应她的要求，但后来发现，小罗的症状并没有因此减轻，反而有加重的趋势。丈夫为此很痛苦，每次面对小罗的无理要求，既生气又无奈，不知道该怎么应对。

小罗的行为已经严重影响了自己和丈夫的工作与生活，她也因此感觉很痛苦，想控制又控制不了。丈夫带着她去医院就诊，她被诊断为强迫症。

二、案例分析

那么，应该如何应对小罗的无理要求？

1. 从病理的角度看待小罗不合理的行为

小罗之所以对丈夫有反复清洁的要求，是源于强迫症，她心里最核心的焦虑是她对不确定的恐惧，如不确定外界的物品是否干净，不确定手碰到所谓不干净的物品会不会被污染，不确定手被污染后身体会不会被感染。面对各种的不确定，小罗变得紧张、恐惧。为了缓解极度焦虑的情绪，就出现了反复清洁的行为，在她看来，"洗干净"了就可以掌控不确定性，焦虑、紧张的程度就会减轻。反之，当有不确定因素出现时，小罗就会出现反复清洁的仪式行为。

2. 给予相应的支持和理解

小罗为自己控制不了反复清洁的行为而痛苦，作为家人，应学会理解她的焦虑，理解她行为背后的原因，与她共同面对疾病。理解、支持和包容是家人能给予小罗最重要的力量，这也将有助于家庭最大可能地摆脱强迫症的困扰。不要对小罗周而复始的仪式行为表现出指责、放弃等。

3. 制订家庭规则

小罗的行为已经严重影响到了家庭生活，丈夫可以与小罗一起商量制订规则以减少过度清洁行为对家庭的影响。比如减少洗手次数，从以前每天回家洗手 10 次，改为洗手 8 次；减少一次洗手的时间，从半小时改为 20 分钟；将接触物品就会马上洗手改为过 5 分钟再洗手。

4. 及时肯定

当强迫行为有所减少时，及时给予对方鼓励与肯定，会增强对方战胜疾病的信心，强化其良性行为。

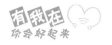

5. 减少家庭顺应行为

丈夫顺应小罗的无理要求时，小罗的症状并没得到改善。家庭顺应行为虽然能暂时缓解患者的焦虑或者回避冲突，却会使强迫症症状持续存在，甚至加重。为了缓解冲突和减少不必要的矛盾，家属一般会选择顺应行为，最终形成一个恶性循环，不利于强迫症患者的恢复。因此，家属应该有意识地避免做出这些家庭顺应行为，让患者逐渐学会处理自己的焦虑，进而减轻他们的强迫症症状。

6. 降低期待，寻求专业的帮助

如果期待强迫症一次就被治好，永不复发，可能会令人大失所望，因为强迫症是慢性复发性疾病，即便已治愈，仍然可能会因为外界刺激或环境改变，症状又会出现或恶化。所以应降低期待，做好长期作战的准备。案例中的小罗的生活和工作已经受到严重影响，必须去专业机构寻求专业的医疗帮助及进行心理治疗。

【案例 2】

通常，精神疾病患者的不合理的要求包括两种情况，一个是疾病状态，一个是青少年的管教，案例 1 中小罗的不合理要求就是疾病状态。下面的案例是有关青少年的无理要求，面对他们层出不穷的"花样"，作为家人更多的是无措、愤怒、担忧……

一、案例呈现

君君，男，15 岁，半年前开始出现情绪低落、失眠、易怒、提不起兴趣，感觉没有动力，不愿意上学。在家属反复劝说下去医院治疗，在医院被诊断为抑郁症，服药后好转。家属因为平时很忙，没有注意到君君的情况，直到君君不上学，他们才意识到问题的严重性。君君被诊断为抑郁症后，家属都很后悔和自责，觉得君君患病是因为平时太忽略他了，决定之后加倍对他好，希望借此补偿亏欠。面对君君的很多要求，他们都是尽量满足。君君开始变得爱提要求，从每天必须要玩三个小时游戏、买新款的电子产品，到买名牌鞋子及衣服，如果父母有犹豫，就会发脾气，说自己心情不好，有一点不如意的事情就会在家里吼叫。父母很担心影响他的病情，对君君的各种要求都是一味地妥协。半月前，按照君君的要求，家长才给他买了一部新手机，结果现在他又闹着要换和同学一样的新款手机，不买就不愿意吃药，也不去上学。妈妈后来才了解到，君君班上有一位同学喜欢炫耀自己的名贵物品，君君不甘心，就想和他比较。妈妈非常为难，觉得这种无理要求太多，根本满足不了他，但是如果不满足，他就不愿意吃药和上学。不吃药，疾病复发了怎么办？不上学，未来怎么办？还是妥协吧，先过了这事再说，至少可以让他继续服药和上学。但爸爸不同意，认为无限制地满足他的无理要求，会让君君变本加

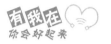

厉。夫妻俩很头痛，不知道该怎样面对君君的各种要求。

二、案例分析

面对君君不断提出的要求，作为父母应该怎么办呢？

1. 界定要求是否合理

案例中，对于君君的不同要求，父母开始是在不断妥协，当君君发现他可以向父母施加压力，以满足自己的很多要求时，他慢慢地肆无忌惮起来。当他发现父母的底线随着他的施压变得越来越低时，他的要求也就提得越来越多，从而形成恶性循环。直到父母没办法再满足君君，他们才意识到君君的目的只是要和同学比较。如果发现要求不合理，作为家长要学会拒绝。

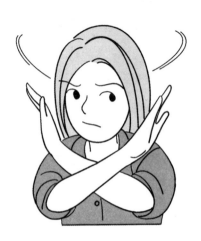

2. 明确的界限

面对君君的各种要求，父母需要明确地告诉他界限在哪里，哪些是父母可以做到的，哪些需要考虑，哪些是不允许的。避免出现案例中这种一方在不断试探，另一方在不断妥协，毫无界限可言的糟糕情况。

3. 坚定的态度

做了决定后就不要动摇，必须保持一种态度，坚持自己的想法，即便对方软磨硬泡，也不要心软和改变初衷。

4. 学会说"不"

君君提出的一些要求，父母觉得不合理，于是不想满足他，但如果直接说"不行"，君君可能有很强烈的情绪反应，造成家庭冲突。可以采用以下沟通方式：

A．将"不行"变成"可以"

妈妈：你买新手机这件事情，我们可以同意，但是需要等一段时间，可以吗？

君君：等多久？

妈妈：我手机运行越来越慢了，可能也要换手机了，不如等我的手机不能用了，到时候我用你的手机，给你买新的，怎么样？

君君：我想马上换。

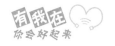

B．做选择题，让他有掌控感

妈妈：那你可以选择一样，要么就选择等待一些时候再买，要么就选择不买。

君君：我考虑一下。

C．说出内心的感受和难处

妈妈：我其实心里有点难过，你买的东西已经超出了我们家庭的承担能力，但因为怕你心情不好，我们才硬着头皮努力满足你的要求。

君君：想买就买，不想买就算了。

妈妈：在我们能力范围内，而且真的是你需要的，我们会尽全力；但如果并不是必需品，又超出了我们的能力范围，那对我们来说就很困难。你能理解吗？

君君：我明白了。

第七节

如何应对冲动行为

精神疾病患者在病态心理支配下，自我控制能力和现实检验能力均下降，不能正确区别现实和自我病态的界限。在病理性动机的支配下容易出现暴力行为，且暴力行为带有偶然性、突发性、盲目性等特点。那作为家人，在患者病情反复时被伤害的机会就更多。家人的精神会长期处于紧张状态，得不到放松，从而出现担心、愤怒、抑郁、恐惧等消极情感，导致家庭成员关系紧张，与患者之间极易发生冲突。那面对彼此之间紧张的氛围，应该如何应对呢？

一、案例呈现

罗浩，男，16 岁，从小和爷爷奶奶一起生活，父母一直在外地打工，一年回家一次，罗浩和父母的关系较疏离。一年前，

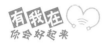

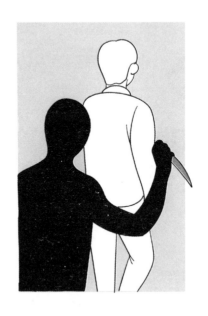

罗浩突然变得敏感多疑，老是觉得有人在议论自己，说自己的坏话，情绪很不稳定，易怒。有时候会和爷爷奶奶说有人要害他们一家人，希望他们报警或搬家，爷爷奶奶觉得莫名其妙，难以理解他的言行，但也没有引起重视。几个月后发现罗浩回家就紧闭房门，不愿意出来，显得紧张、害怕，有时候会对着空气吼，说一些很奇怪的话，做怪异的动作，身上会随时带着小刀。学校的同学开始疏远罗浩，甚至嘲笑他是"神经病"，罗浩便言语威胁同学。爷爷奶奶知道后觉得不是什么大事，也没有理会。不久之后，学校老师联系了爷爷，说罗浩在学校把同学打伤了，爷爷赶到学校，老师向爷爷反映，罗浩经常一个人待着，注意力不集中，有时会一个人躲在教室的角落里，有时又很躁动，和同学打架，问他原因，他说同学说他坏话。

罗浩异常的情况引起了爷爷奶奶的重视，询问他具体情况，罗浩称有人一直在自己的耳边说话，都是说自己坏话、骂自己没有用，所以自己会很生气地和他们对骂，有时候听到他们叫自己去打人，说那是要害自己的人，要他先制止别人害自己，他就会听从他们的话去打人。除此之外，罗浩还感觉路上行人的眼神是在针对自己，或是暗示什么，有可能是准备害自己，让他觉得紧张和害怕，所以他准备了小刀来防身。爷爷奶奶认为罗浩是一时犯糊涂了，开导开导就好了，于是给罗浩做思想工作，说没有谁会害他，他听到的声音都是假的，让他不要说胡话，否则别人会笑话他的。罗浩感觉到了家人的不信任，就不愿意和他们说话。

爷爷奶奶管不了罗浩，就让他爸爸回家。爸爸回到家，很生气，就开始责骂罗浩，说他打架闯祸，耽误家长工作，故意胡言乱语，逃避上学。罗浩听了后非常愤怒，握紧了拳头，大声说"不是这样的"。就在这时，他听到有声音在和他说："这个人不是你爸爸，是坏人伪装的，你一定要打倒他！"于是罗浩猛地出拳，打到爸爸的头部，爸爸既惊又怒，觉得儿子不听话，还对大人动手，俩人扭打在一起，都受了伤。爸爸也觉得罗浩不太对劲，于是带他去医院检查，医生诊断他患有精神分裂症。

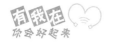

二、案例分析

1. 罗浩总是和别人发生冲突的原因是什么呢?

·病态心理支配，让罗浩分不清现实、幻觉和妄想

　　幻听让他有非常真实的体验，被害妄想让他坚信不疑，所以不管别人怎么解释，他都难以相信。幻听的内容往往都是评论性的，大多和自身有关，令人不愉快。罗浩听到的都是说他坏话的声音，令他非常生气，情绪变得不稳定。他的被害妄想内容都带有威胁性，让他感到惶恐不安，随时准备做出防卫动作。

·家长缺乏相关知识，未及时引导

　　当罗浩出现评论性幻听、被害妄想时，爷爷奶奶并没有意识到他是生病的状态，采取了忽视的态度。他用言语威胁同学，爷爷认为他对同学的威胁不属于暴力攻击范围，孩子之间有摩擦不是什么大事，所以没有重视，也没有去了解罗浩的心理状态，更没有引导他正确处理问题，导致罗浩的暴力行为升级，出现攻击行为，将同学打伤。爸爸只看到了罗浩给他带来的麻烦，并没有真正地去了解发生了什么，回到家就严厉指责罗浩，站在了他的对立面，让冲突升级，罗浩在异常激动和疾病症状的支配下，和爸爸动了手。

·不被认同和理解

罗浩发现有人在说自己坏话的时候，去告诉了爷爷奶奶，但爷爷奶奶认为那是他一时犯糊涂，让他不要说了，罗浩感受到了不被理解和信任，于是不愿意再和他们说内心的想法。同学的疏远，家人的不认同、忽视，加上疾病症状下的紧张、害怕、愤怒的情绪无处宣泄，使罗浩陷入孤立无援的状态，这也是引发他暴力行为的因素之一。

2. 面对罗浩的冲动行为，作为家长可以做什么？

·首先学会的是尊重

尊重意味着双方关系是平等的，让罗浩有意愿表达内心真实的想法，不要因其荒谬的思维而随便打断他的话，更不要与之争辩对错或强行指出其病态。否则会让对方感受到不被信任，出现退缩的行为。如以下对话：

罗浩：爷爷，有人要害我们一家人，我很害怕，要不咱们搬家吧？

A. 爷爷：不要乱说，现在是和平年代，怎么会有人害我们？

（争辩对错，觉得对方的话是错误的）

B. 爷爷：你是怎么感到有人在害我们的？

（并没有表现出诧异和争辩对错）

罗浩：我在回家路上总感觉有人跟踪我，我觉得他们形迹可疑。

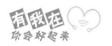

爷爷：原来是这样的，那他们的目的是什么？

……

· 接纳患者的症状

理解他们的痛苦、无助，给予鼓励和支持。

罗浩：我听到那些人在说我坏话，心里很烦，很生气。

A. 奶奶：根本没有人在说话，和你说了很多次，那是假的。

（没有接纳对方的症状）

B. 奶奶：听到有人在说自己坏话的时候，心里肯定很不好受，你能告诉我这些，我感觉很高兴，证明你是信任我的。能告诉我他们说了什么吗？

罗浩：他们说我父母不要我了，说我是没有用的人。

奶奶：听了这种话，我也会生气的。但是，没有根据的话，我们需要在乎吗？奶奶觉得我的孙子是很优秀、很坚强的孩子，我们会和你一起面对的。

（给予鼓励支持）

罗浩：是啊，他们这样说是没有根据的，我没有那么差劲。

· 面对患者毫无逻辑的观点，指导患者进行批判性思考

罗浩：我觉得有人在迫害我和家人，我感觉紧张和害怕。

爷爷：这种感觉还真有点可怕，那你觉得到底是什么人要害我们一家人？

罗浩：具体是什么人，我不太清楚，但是我感觉肯定有人要害我们。

爷爷：那害我们的人的目的是什么？求财？害命？

罗浩：我不知道，我们家没钱，又没有和人结仇。

爷爷：那有没有其他的可能呢？

罗浩：是不是我太敏感了？

爷爷：有可能。

罗浩：我还经常听到有人说我坏话呢。

爷爷：那你觉得这是不是真的呢？

罗浩：我觉得很真实，听得很清楚。

爷爷：那你有问问周围的人，他们听到了吗？

罗浩：奶奶说她没有听到。

爷爷：那你认为奶奶为什么没有听到？

罗浩：奶奶耳朵不好。

爷爷：在你听到骂你的声音时，还问过其他人吗，他们有没有听到？

罗浩：同学也说没听到。

爷爷：那你认为是什么原因？

罗浩：这声音是不存在的？是我听错了？

· 有预见性

当发现患者出现冲动征兆时（详见本书"危机篇"），如有

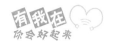

握紧拳头、瞪大眼睛、说话音调变高、摔东西等表现时，应高度警惕，及时安排患者到安静场所，允许患者在限定范围内活动，不要轻易接触患者身体，保持安全距离，保护彼此不受伤害。

·行为指导

鼓励患者在有可能出现暴力行为但无法自控时，主动寻求帮助，指导其以适当方式发泄，如跑步，撕纸，打毛绒玩具、沙包等。

·学习疾病相关知识，了解疾病症状

案例中，家属和患者疾病知识的缺乏，致使疾病不断地加重，让整个家庭都感到不知所措。充分了解疾病本身，让家属和患者都能更好地去认识疾病症状，减少内心的恐慌与无助，彼此才能更加相互理解，减少冲突的发生。

第八节

如何应对不一样的冲动行为——成瘾行为

有一种冲动行为不是我们常规理解中的情绪上很容易暴躁，也不是控制不住地去打去砸、去破坏一些东西或是伤害别人，它是轻微的、不易觉察的一种冲动控制的问题，我们叫它"成瘾行为"。

一、案例呈现

张先生40岁，男，销售员，喜欢喝白酒，一周四天都有各种应酬，经常喝得醉醺醺的才回家。妻子特别反对他喝酒，担心他的身体出状况，但是他却不以为然，说身边很多人都在喝，身体都没有问题。妻子发现，即便他没有应酬，在家里也喜欢喝酒，每天中午和晚上都要喝，一天要喝一斤左右白酒，喝了酒就不怎么吃饭了，晕晕乎乎就睡觉。后来体检发现张先生有严重的脂肪肝，医生建议他戒酒。戒了两周，他感觉身体没什么不舒服，就

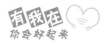

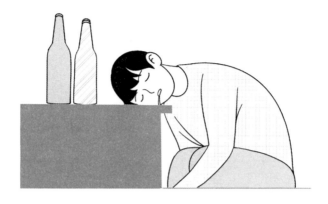

又开始喝上了。妻子明显感觉丈夫记忆力下降了，胃口不好了，睡眠也差了，脾气变得暴躁，兴趣爱好也被喝酒替代了。于是妻子更加反对他喝酒了，夫妻二人常常为此吵架。

张先生一旦不喝酒，就会感到心慌，手微微发抖，他在下班的途中会悄悄地买两瓶酒带回家，藏在厕所里，趁妻子不注意的时候，几口把酒喝完，然后多喝水、嚼口香糖，试图以此去除身上的酒味，避免被妻子发现。有一天早晨，妻子发现张先生的手在发抖，出汗也很厉害，就询问他怎么了，张先生说没什么。妻子出门上班的时候，总感觉张先生身上有酒味，而且他的手这会儿居然不怎么抖了，她当时也没怎么在意。上班一小时后，突然接到丈夫单位的电话，说张先生在医院抢救，妻子吓得六神无主，立即赶到医院。医生告诉她张先生是发癫痫了，询问她张先生家族是否有癫痫病的遗传，她否认了；医生又询问她张先生是否受过脑外伤，她再次否认了；医生询问她张先生是否长期大量饮酒，她犹豫地告诉医生，丈夫已经戒酒了，但是不知道他私底下是否有偷偷饮酒。最后检查结果显示，张先生体内含有较高浓度的酒精，医生诊断张先生是因为饮酒过量导致的继发性癫痫，有酒精依赖综合征。妻子很愤怒，丈夫明明知道喝酒对身体不好，但就是要喝，还偷着喝，弄得身体垮掉了。

出院后，妻子会经常警告张先生不要喝酒，反复强调喝酒会有什么后果。每次听到这些话，张先生都很烦躁。他的零花钱也被管起来了，每次回到家，妻子都会翻查张先生的包，确认他有没有带酒回家，甚至会闻一下他身上有无酒味。这让张先生感到尊严受到了伤害，妻子的不信任让他产生了与妻子对抗的想法，于是他开始复饮，家庭战争一触即发。

二、案例分析

1. 张先生夫妻的冲突点是什么？

· 对酒精危害的认知不同

案例中，妻子感到丈夫的身体状态越来越差，记忆力下降、睡眠差、吃不下饭，甚至引发癫痫到医院抢救，她意识到酒精已经给丈夫的身体带来了严重的后果。但张先生认为，酒很多人在喝，也没有看到谁的身体因为喝酒就很糟糕了。发癫痫时，自己没有记忆，觉得应该没有医生和妻子说得那么严重。

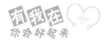

·对戒酒的态度不同

对喝酒的后果认识不同，导致了夫妻双方对戒酒的态度不同。妻子的态度坚决，丈夫却犹豫不决。妻子的说教、唠叨让丈夫产生抵触情绪和逆反心理，加上他本人戒酒意愿不强烈，所以开始复饮。一旦复饮，妻子愤怒、焦躁的情绪被激发，会更加严厉地指责、约束丈夫的行为，更会激起丈夫的反抗情绪，从而形成恶性循环。

·缺乏对酒精依赖疾病的认知

酒精依赖是一种慢性成瘾性脑疾病，单纯地靠个人的自控能力，很难从根本上解决问题。案例中，妻子认为丈夫自控能力差，不顾自己的身体和家人的感受，偷偷饮酒，是对自己和家庭不负责任的表现，因此有愤怒、烦躁的情绪，有指责、强制的行为。张先生已经抵挡不住酒的诱惑，心里老是对酒有很强烈的渴求，不喝就会心慌难受，手还会发抖，身体很不舒服，喝点酒身体才舒服，心不慌、手不抖了，精神也很好。其实是戒断症状让患者没办法离开酒，这也是案例中张先生对酒失控的原因之一。

2. 面对饮酒冲突，作为妻子该怎样处理呢？

·强调"有效应对策略"的重要性

案例中，我们可以看到妻子的无效应对策略——指责、唠叨、威胁，缺乏对患者的理解和支持，最终导致丈夫复饮。患者家属应尽量改变对酒精依赖患者的态度，不排斥、不指责患者，耐心与患者沟通交流，理解他的戒断反应，让患者感受到被理解和支持，促使他对病症的思考。

· 积极地面对、接纳所面临的困境

接受疾病是一个长期的过程，患者在康复的过程中也有复发的可能，所以，面对酒精已经对家庭和自身身体造成的伤害，应积极寻找解决方法，寻求专业的帮助，减轻伤害。

· 帮助患者寻找饮酒原因

张先生反复饮酒的诱因主要是戒断反应和情绪因素。家属可寻求专业的医疗机构，帮助患者缓解戒断症状；改变对他的态度，减少他的抵触和对抗情绪，降低他饮酒的可能。

· 识别可能导致患者饮酒的高危环境

尽量避免患者进入所有的饮酒场合，如酒吧、生日宴会、工作应酬等，以免勾起他对酒的渴求。避免其接触酒友，防止有被劝酒的可能。

· 帮助患者掌握应对酒渴求的技巧

这些技巧包括：遇到饮酒场合，坚定拒绝，借故离开；告知自己和他人理由，如身体不好，已经戒酒；想饮酒时，主动选择

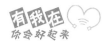

其他方式转移注意力，如听音乐、打游戏、看电影等。

·鼓励患者参加有关戒酒的知识讲座

参加有关戒酒的知识讲座有助于患者深入了解酒精对身体带来的影响，引起患者对于戒酒的反思，让其发自内心地想戒酒，增强戒酒动机。

·协助患者建立良好的生活习惯

张先生的兴趣爱好都被喝酒给代替了，除了喝酒，就没有其他的乐趣。此时，可以帮助患者培养兴趣爱好或是恢复过往的兴趣爱好，让患者的生活充实，减少对酒精的渴求。

第九节

如何提高患者的治疗主动性

有一部分患者对其精神疾病状态没有认识能力，即不能察觉到自己的精神状态存在异常，对自己的异常表现不能正确分析和判断。在他们认为自己没有患病的情况下，让其配合治疗是极其艰难的。

面对这种情况，作为家人该怎么办呢？

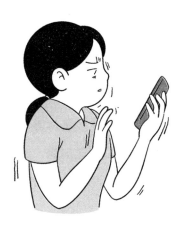

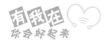

一、案例呈现

唐娟，女，25岁，未婚，是一名独自在外地上班的公司职员。3年前，唐娟出现夜间睡眠差的现象，半夜打电话给家人，说天上的7颗星星连在一起，是自然灾害要来了；白天又说天上出现地震云了，有大灾害要来了，要求家人快跑。工作也不能胜任，便被家属带回了家。回到家后，看到外婆家的柚子树，则怀疑下面埋有尸体；怀疑有人要害自己；怀疑家人被别人附体，要害自己。时常大哭，在家来回走动，感觉不安全。情绪激动，时常找父母吵架，说家人要害自己，经常针对父亲。

父母强制带唐娟就医，她被诊断为精神分裂症。经治疗后好转，可以正常生活与工作。一个月前，唐娟突然给父亲发微信，说"有人会来联络你，你要做好准备"。父亲觉得很奇怪，不懂微信内容是什么意思，就给唐娟打电话。唐娟解释说有秘密任务，需要她帮忙传递信息。父亲再问时她就不愿意回答了，神神秘秘地说任务要保密。后来父亲得知，唐娟还给其他的亲戚发过类似的信息。他意识到，唐娟状态不对。父亲赶到唐娟所在的城市，发现她已经有两天没有上班了，注意力不集中，说话有时语无伦次，睡眠质量较差，精神萎靡。父亲将唐娟带回家，准备带她去医院，但她坚决不去，并否认自己有病，还和家里人大吵，认为家里人在害她。

二、案例分析

处于急性发病期的唐娟不愿意配合治疗，父亲该怎么应对？

1. 分析不配合的原因

针对了解到的原因来沟通，打消患者的顾虑。很显然，唐娟对自身精神状态的觉察和判断出现了偏差，唐娟在妄想等症状的支配下，会对她感知到的虚幻世界信以为真，父亲劝她就医，她认为家人不理解她，甚至还可能要害她，对此产生了激烈的反抗，拒绝接受家人的意见。

2. 建立信任关系

唐娟处于急性发病期，多疑、敏感，父亲对她有强迫的行为时，会让她加重怀疑，更加不信任家人。因此，家人不要对她有强迫的言行或者对她说出她目前难以理解的话。相反地，应表现出信任她说的内容，并和她一起分析，让她感受到信任和安全感。

3. 良好的沟通

了解患者的状态。当患者情绪比较激动时，尽量不与之发生正面冲突。当患者情绪平稳下来时，再逐渐掌握沟通的节奏，尽可能地了解更多的信息，以便了解患者真实的想法。

父亲：你是怎么知道秘密任务的？

唐娟：对方是通过无限波发送到我大脑里的。

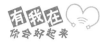

父亲：那还接收到什么信息了吗？

唐娟：还有就是有人跟我说，有敌对分子可能会伤害我，所以我一直很小心地分辨。

父亲：那你发现了什么吗？

唐娟：我发现路上有很多可疑的人想接近我。

父亲：那你怎么想？

唐娟：我觉得这些人就是敌对分子在接近我，准备迫害我。

以上的对话，通过询问唐娟听到了什么、感受到了什么、有什么想法等等，便于了解她真实的想法，也可以将这些信息提供给医生，便于医生全面地了解病情。

4. 寻找突破口

通过沟通，若唐娟仍坚称自己没病，先不要和她争辩。可以说双方共同关心的话题，如可以就唐娟睡眠不好的问题，以失眠为突破口，劝告她检查一下身体，找医生帮忙改善一下睡眠等，尽量取得患者的同意，然后带患者去专业医疗机构就诊。

5. 评估患者是否处于危机状态

如患者是否处于冲动、乱跑、有暴力伤害他人或伤害自己的失控行为；是否有听到有人命令她做危险的事情——自杀、攻击他人（命令性幻听）；是否有留遗书、遗言；是否有藏药、冲到马路中间的行为等。以上行为均为危机状态，需要接受专业的治疗，作为家属，必须想办法立即带患者到医院就诊。

第十节

如何处理
患者拒绝服药的问题

精神类疾病是一种慢性复发性疾病，它的发病具有明显的生物学因素，如大脑神经递质的分泌紊乱、遗传等。精神疾病的治疗原则是要早期发现、早期干预、预防复发，单靠心理治疗是难以缓解的，还需要合并药物治疗，以免延误病情。药物治疗可以很好地缓解症状，恢复患者的社会功能。药物治疗一般包括急性期、巩固期、维持期三个治疗阶段。急性期治疗只是整个治疗的一部分，更为重要的是急性期治疗后的长期维持治疗，这是防止疾病复发的重要环节。

一、案例呈现

李阿姨，68岁，丧偶，退休，一个人独居，有一个女儿在同一座城市。去年因为头痛、胃胀、心慌，心里有说不出的难受，

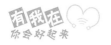

全身无力，去多家医院检查了胃镜、心电图、血常规、头部 CT 等，医院都说没什么问题。李阿姨却很紧张，不知道自己身体到底是怎么了，怀疑是否患了罕见的绝症，连医院都检查不出来。她每天都很担心，可再次去检查，还是没有查出什么问题。她给女儿打电话，交代自己的银行卡密码等问题，女儿感觉很奇怪，就详细询问了情况。李阿姨告诉女儿，感觉自己得了绝症，活不久了，所以先把事情和女儿交代清楚。女儿听后赶紧去看她，可看了她的检查报告，发现一切正常。那她为什么会说自己得了绝症呢？女儿百思不得其解，可李阿姨身体的难受感非常真实，还有加重的趋势，现在甚至开始失眠了。

女儿明白了妈妈的感受，告诉李阿姨说同学的姑姑和她的症状很像，是到心理卫生中心治疗好的，让李阿姨也去试试看。李阿姨觉得自己根本就不是心理的问题，在女儿不断的劝说下才去了心理卫生中心治疗，结果她被诊断为高风险焦虑障碍。用药一个月后，李阿姨的症状缓解了很多，医生建议她坚持服药半年，但李阿姨觉得"是药就有三分毒"，不愿意服那么久。服药三个月后，李阿姨的头痛、胃胀、心慌等症状消失了，她就想停药。女儿知道了，很反对，说同学的姑姑就是因为停药，病情又复发了，治疗难度更大了，治疗时间比之前延长很多。但李阿姨总担心药吃久了，会对内脏带来伤害。这时李阿姨刚好遇到卖保健品的人，他们给李阿姨介绍说他们的保健品没有任何副作用，并且可以强身健体、提高身体素质、调节情绪、提高睡眠质量等。李阿姨听后非常高兴，就把医院开的药停了，开始吃保健品。女儿知道了特别生气，告诉她那些保健品的功能都是骗人的，李阿姨却不信。女儿既抱怨那些夸大保健品药效的人，又很担心李阿姨的病会复发，不断劝她要继续吃医院开的药，但李阿姨就是不愿意，还和女儿生气。女儿对此感到很焦虑、很无奈。

二、案例分析

李阿姨拒绝服药，作为女儿可以怎么做？

1. 首先要了解患者拒绝服药的原因

具体情况具体分析、处理，才能取得良好的效果。

患者拒绝服药的常见因素有：一，疾病因素。精神疾病患者大多无自知力或自知力不全，受幻觉、妄想支配，过度兴奋或抑郁，恢复期对疾病认识不足等，均影响患者服药。二，对服药的重要性认识不足。精神疾病是慢性复发性疾病，病情的转归与服药密切相关，服药需要坚持一定的疗程，拒绝服药、自行减药或停药均影响治疗，甚至导致疾病复发。大多数拒绝服药者都是因为没有充分认识到服药对精神疾病治疗的重要性。三，担心抗精神病药物的不良反应。很多精神疾病患者因对服用抗精神病药物后出现的头昏无力、口干、便秘等不良反应无法忍受而拒绝服药。也有因为担心服药会"变傻"、内脏受伤害等不愿意服药。

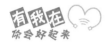

四，心理社会因素。有些患者认为得精神疾病很羞耻，怕被别人知道，从而受到嘲笑和不公平对待，甚至影响工作和社交等，因而拒绝服药。很显然，李阿姨是因为对抗精神病药物认识不足，担心药物的不良反应，才不愿意服药。

2. 处理患者拒绝服药问题的技巧

针对这类问题，应该结合患者拒绝服药的原因，有针对性地处理。

A. 针对疾病因素导致的拒绝服药：这一类患者通常认知功能严重受损，大脑无法正常思考，有很多不同寻常的想法与行为，猜疑、恐惧等心理造成患者难以信任他人。家属需要耐心向患者解释，获取患者的信任。（详见第九节的"建立信任关系"）

B. 针对对服药的重要性认识不足导致的拒绝服药：家属可以带着患者去听有关药物治疗方面的讲座或是看相关的书籍，了解药物治疗的疗程、服药的时间及规律服药的重要性。让患者更深入、全面地理解药物治疗，自觉地把病情转归与坚持服药联系起来，认识到药物治疗带来的好处，积极配合吃药。

C. 针对担心抗精神病药物的不良反应导致的拒绝服药：除了上述引导患者了解药物治疗的相关知识以外，可以让有经验的患者与之分享服药过程中出现的反应以及应对方法，向其说明药物的作用与不良反应的利弊关系，也可以带患者看专科医生，听听权威医生给的建议，打消患者的顾虑。

D. 针对心理社会因素导致的拒绝服药：引导患者正确面对及接纳自己的疾病，家属应表达出支持和鼓励，减轻患者的病耻感。沟通方式如下：

患者：我患了精神疾病，如果吃药被人发现了，他们肯定会嘲笑我的。

家属：精神疾病并不是人品和道德有问题，它只是众多疾病的一种而已，疾病与疾病之间无高低贵贱的等级差别。只要你坚信这一点，真诚地面对别人，做好自己，我会陪着你一起战胜它。

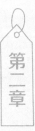

第二章

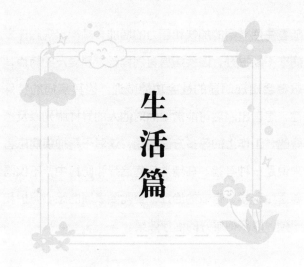

生活篇

有我在，你会好起来

随着生活节奏的加快和压力的增加，精神疾病临床发病率不断提升，该疾病具有病程长、易复发的特点，患者会出现明显的社会功能减退。因其疾病的特殊性，患者出院后可能需要面对他人的异样眼光以及家庭的、工作上的等多方面问题，这对于精神疾病患者来说是一种考验。在精神疾病治疗和防控中，不仅需要医生科学、有效的治疗，更需要家属的悉心照护和干预，以获得更好的治疗效果。

第一节

帮助患者建立规律的睡眠节律

　　维持良好、规律的生活习惯对于精神疾病患者的康复至关重要，有效的家庭支持与帮助，能够大幅改善患者的生活质量和临床表现，加快患者的社会功能恢复，进而减少其复发的可能性。

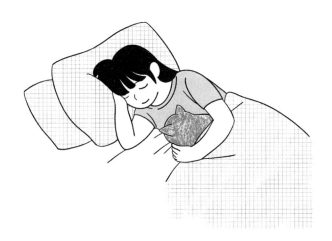

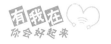

一、案例呈现

丹丹是一名28岁的企业员工，主要负责后勤工作，工作清闲，无明显压力，平时休息时间多，经常熬夜看视频、玩游戏。一年前无意中听到别人说她皮肤有点发黑、暗淡了，问她是不是晚上休息不好。她仔细观察了自己，发现确实如此，而且还长了斑。丹丹就开始思考皮肤变差的原因。

过了一两个月，丹丹夜间睡眠越来越差，主要表现为入睡困难，躺在床上时感觉头脑很清醒，完全没有睡意，后半夜勉强入睡，但醒来的次数增多，有轻微的响动都会醒来。白天感觉身体很累，没精神，很是影响工作。后来丹丹干脆请假不去上班了，晚上睡不好，白天就在家里补觉。吃完晚饭也不出去散步了，早早就上床躺着，强迫自己入睡，可还是睡不着，也没法做事情，感到非常苦恼。每天都在担心自己的睡眠问题，却一直在这样的恶性循环里无法自拔，时间久了，逐渐开始出现心情烦躁、记忆力下降、情绪低落、感到绝望的现象，甚至有了自杀的想法。

后来丹丹去诊所里开了中药治疗，也没有明显好转，最终在朋友的推荐下来到精神专科门诊，医生诊断其为"睡眠障碍"。丹丹按照医嘱服用了抗精神病药物，才使得睡眠慢慢得到了改善，皮肤状态也逐渐好转……

二、案例分析

相信很多患者跟丹丹有着同样的经历，因为睡眠问题而无比苦恼。面对这样的情况，作为家属，也会间接承受着不小的心理压力——家人的睡眠问题给自己带来的困扰是多方面的，如作为丈夫，你可能因为妻子每晚无法入睡而不得不陪她聊天、听她倾诉，也会担心她因睡眠不足引发头昏而跌倒，还要安抚她因为睡眠不好导致的烦躁情绪。睡眠对于人类来说非常重要，也是人最基本的生理需求之一，其受人体内环境稳态与昼夜节律两大生理进程调节。对于精神疾病患者来说，睡眠障碍对其造成的影响较普通人群更为突出。因此，帮助患者建立良好的睡眠习惯，纠正不良的睡眠习惯，重建规律、有质量的睡眠模式是非常重要的，下面将结合案例列举一些方法。

1. 怎样判断丹丹失眠的严重程度？

正常睡眠时间的长短是因人而异的，不同年龄、不同身体状况下的人对睡眠时间的需求也不同。以下的"失眠严重程度指数量表"是由加拿大的查尔斯·莫兰教授等人编制的，是目前使用较为广泛的失眠评估量表之一，表中共有 7 个问题，每个问题的评分从 0 ~ 4 分共 5 个等级，我们不妨通过以下的量表先来测试一下患者的睡眠情况。

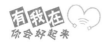

失眠严重程度指数量表（ISI）

1. 描述你当前（或最近两周）入睡困难的严重程度	无 （0）	轻度 （1）	中度 （2）	重度 （3）	极重度 （4）
2. 描述你当前（或最近两周）维持睡眠所产生困难的严重程度	无 （0）	轻度 （1）	中度 （2）	重度 （3）	极重度 （4）
3. 描述你当前（或最近两周）早醒的严重程度	无 （0）	轻度 （1）	中度 （2）	重度 （3）	极重度 （4）
4. 对你当前睡眠模式的满意度	很满意 （0）	满意 （1）	一般 （2）	不满意 （3）	很不满意 （4）
5. 你认为你的睡眠问题在多大程度上干扰了日间功能（如导致日间疲劳，影响处理工作和日常事务的能力、注意力、记忆力、情绪等）	没有 干扰 （0）	轻微 （1）	有些 （2）	较多 （3）	很多 （4）
6. 与其他人相比，你的失眠问题对生活质量有多大程度的影响或损害	没有 （0）	一点 （1）	有些 （2）	较多 （3）	很多 （4）
7. 你对自己当前的睡眠问题有多大程度的焦虑和痛苦	没有 （0）	一点 （1）	有些 （2）	较多 （3）	很多 （4）

评分方法：量表总分等于每个问题答案评分的总和。如测试评分总分 0~7 分表示无显著失眠，8~14 分表示存在轻度失眠，15~21 分表示中度失眠，22~28 分表示重度失眠，建议至专业机构寻求帮助。

2. 丹丹睡眠问题的原因

　　丹丹在听到别人评价自己面色不好并推断是因为她休息不好时，开始反思自己熬夜的行为，越想越觉得后悔，也越担心熬夜带来的后果，于是开始每天关注身体的变化，这时焦虑产生了，丹丹迫切想让自己休息好，可是越担心越睡不好，因此形成恶性循环。

　　不同人的睡眠问题有不同的原因，有可能是睡眠节律紊乱，比如白天睡得多，卧床时间长，导致晚上难以入睡；也有可能是因为情绪问题引起烦躁而失眠。

3. 如何帮助丹丹应对失眠？

·帮助丹丹重建睡眠认知

　　引导丹丹认识睡眠，以正确的态度对待失眠，消除对失眠的顾虑，解除心理负担，纠正恶性循环状态。因此，家人与丹丹都需了解睡眠的基本知识，如睡眠的生理规律、睡眠质量的高低不在于睡眠时间的长短、失眠的原因等，并帮助患者做到以下几点：

　　A. 对睡眠保持符合实际的期望；

　　B. 不把白天发生的不愉快都归咎于失眠；

　　C. 不试图强迫自己入睡，不在睡眠问题上给自己施加压力；

　　D. 一夜睡不好后不要悲观；

　　E. 学会承受睡眠缺失的后果。

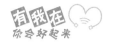

· 行为方面的约束

A. 把床当作睡眠的专用场所，不在床上做与睡觉无关的事情，如工作、学习、玩游戏等；

B. 感到想睡觉才上床，而不是提前上床等待睡意；

C. 如果上床胡思乱想，给自己 5 分钟，把这些想法写下来，装到一个盒子里；

D. 睡不着或无法再入睡时（无睡眠 20 分钟后）立刻起床，直到睡意袭来再回到床上；

E. 无论夜间睡眠质量如何，都必须按时起床，避免白天补觉；

F. 不管什么时候睡着和什么时候醒来，都不要看时间，看时间只会更焦虑。

以上方法看似容易，但患者往往由于各种客观或主观因素不能完全做到，因此需要家属进行督促和指导。

· 减少卧床时间

丹丹因为睡眠不好，所以在床上待很长时间——醒了不起床，在床上养神，晚上又早早上床，希望能弥补缺失的睡眠，但结果往往适得其反：白天补觉，睡眠质量差，同时又占用了晚上的卧床时间，使晚上睡眠更差，导致情绪焦虑，失眠更加严重，白天精神更差……最终形成恶性循环。丹丹需要限制待在床上的时间，转移注意力到如何拥有有效的睡眠时间上。

如果患者每晚卧床时间是 9 小时，但实际睡眠时间为 5.5 小时，就是说 22 点上床，24 点才睡着，早上 5 点半就醒了，7 点才起床。限制患者待在床上的时间的具体方法为：可以通过推迟上床或提前起床来减少患者待在床上的时间，使时间缩至 5.5 小时，即：接近 24 点才上床睡觉，5 点半醒后就起来。然后将患者上床睡眠的时间每周增加 15 分钟，每天清晨固定时间起床。这种方法可帮助轻度失眠患者不断改善睡眠状况，获得较好睡眠，但这种方法的代价是睡眠时间的相对减少。

· 养成健康、规律的生活习惯

家人需要促使丹丹生活规律，三餐、睡眠、工作的时间尽量固定；睡前两小时避免易兴奋的活动，如看刺激紧张的电视节目、促膝长谈、进食等，禁用巧克力、浓茶、咖啡、可乐等让人兴奋的食品或饮料；白天多在户外活动，接受太阳光照；用熟悉的物品或习惯帮助入睡，如用固定的被褥、听音乐等；使用促进睡前放松的方法，包括腹式呼吸法、肌肉松弛法等，使患者学会有意识地控制自身的心理与生理活动，降低唤醒水平；营造最佳的睡眠环境，避免光线过亮或直射面部，避免噪声干扰；维持适当的室内温度和湿度，保持空气流通，选择合适的寝具；注意镇静催眠药物的正确应用。

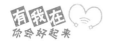

· **心理暗示**

家属可以尝试着选用某些营养药物作为安慰剂，配合暗示性语言，如"我找了专家给你开了最好的药，会让你睡好，专家说如果睡不好，也没有太大的影响，药物可以保护我们的身体"，以此来减轻丹丹对失眠的焦虑。

丹丹也可以给自己心理暗示，比如睡不着也没有关系，后果没有我想象得那么严重；失眠是暂时的，可以通过治疗改善……这样的暗示会降低丹丹对失眠的焦虑程度。

· **矛盾意向训练**

矛盾意向训练，就是说服丹丹强迫自己处于清醒状态，试着不睡，减少了为入睡做出的过分努力，其紧张焦虑情绪就会逐渐减轻，失眠症状就会改善；还可根据丹丹自身喜好选用各种健身术（瑜伽、太极拳等）及音乐疗法等。通过以上方法，帮助她养成良好的睡眠习惯，逐步纠正关于睡眠的行为偏差，使之符合通常的昼夜节律，从而获得满意的睡眠质量。

· **支持与接纳**

很多没有经历过睡眠问题的人难以体会患者的痛苦。如果觉得"只是少睡了一点而已，又没缺胳膊少腿的""不是什么大不了的问题，你就是想太多了，困了自然就睡着了"……这些对丹丹痛苦原因的轻描淡写只会增加她的痛苦和负面情绪，其实这个时候她最需要的是家人、朋友的理解与支持。此刻，作为丹丹的家人，需要与她一起面对，理解并接纳她的焦虑、痛苦的感受，和丹丹一起了解如何应对失眠，陪同她一起寻求专业的帮助，督促她养成健康、规律的生活习惯，协助她渡过难关，让丹丹知道自己不是一个人在面对困境，从而增强其信心，这一点是非常重要的。

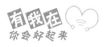

第二节

舌尖上的禁忌

　　食物是营养的来源，营养是健康的根本。饮食与营养的意义不仅在于维持机体的正常生长发育和各种生理活动，还可以增强体质，从而使人保持健康。许多疾病需要饮食配合治疗，有些疾病则主要依靠营养支持。精神疾病患者除了日常的治疗、护理和康复，饮食护理也相当重要。对精神疾病患者的饮食，患者及家属都应给予重视。有些精神疾病患者的病程较长，长期慢性消耗，饮食不规律，在精神疾病症状支配下厌食、拒食、漏食、躲食、倒食、不思饮食等，热量及营养素摄取量不能满足机体需要；部分患者合并其他疾病，造成营养不良，过度消瘦；有些患者又因为无节制的过度饮食而发胖，同样威胁健康。因此，合理调配饮食可直接或间接地促进患者的治疗和护理，促使其早日康复。

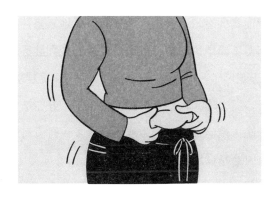

【案例1】

一、案例呈现

　　小洁是一个18岁的女孩，最近两年不爱出门，常闷闷不乐，也不联系自己的好朋友了，在家里少言寡语。父母觉得孩子是学习压力太大了，过一阵儿就好了，直到半年前发现小洁经常傻笑，还出现一些无法理解的言行，无法正常地读书学习，父母这才意识到孩子可能是病了，立即带去精神专科医院就诊，医生诊断为"抑郁症伴精神病性症状"，并开具了相应的药物。

　　经过治疗，小洁的病情逐渐好转，症状也得到了控制，慢慢恢复了正常的学习和生活，但服用药物的近半年时间里，小洁的胃口越来越大，旺盛的食欲使得她随时都想吃点零食。同时又懒得运动，每天只想躺着，导致体重不断上升，从原来90斤长到了120斤，经常被同学和朋友嘲笑，甚至被羞辱，说她是不是吃了什么"催肥剂"。小洁为此非常难过，听说这是药物的副作用，

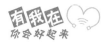

也担心药物里面真的有"激素"，她犹犹豫豫地又坚持吃了一段时间，可脑海里不停地想到自己可能会成为一个大胖子从而更加被同学嘲笑，干脆停了药。结果小洁的病复发了，情况越来越糟糕，加之高考临近，压力增大，甚至试图割腕自杀，好在被爸妈发现并及时送到医院住院治疗。正因为疾病初次发作时没有坚持规范治疗，第二次的治疗难度将增加不少……

二、案例分析

体重增加是抗精神病药物常见的副作用之一。由于吃药可能会发胖，很多患者会不按时吃药，甚至干脆停药。吃药可能会发胖，不吃药又会发病，作为家属，我们又该如何帮助患者寻找一个平衡点，来应对这样的情况呢？

1. 了解服用抗精神病药物为什么会导致患者发胖

· 药物的作用

抗精神病药物导致体重增加的原因是多方面的，主要是影响患者体内代谢与改变患者饮食习惯两个因素。精神疾病的治疗以及维持治疗均以药物治疗为主，药物会影响体内糖代谢，使得热量更容易被吸收与积累，最终转化为脂肪囤积于体内。一些治疗方法则会通过直接或间接的方式影响患者的食欲，如帮助心境低落者改善心境、帮助睡眠差的患者改善睡眠等，患者心情愉悦、作息正常后，食欲自然增加，吃得更多，因而更容易发胖。

·患者自身的原因

小洁因为患病，相较于普通人活动量要少，锻炼更是几乎没有；此外，她还会存在过量补充营养物质的现象。吃得多、动得少，自然会长胖。

2. 哪些策略可以帮助小洁改变体重呢?

·调整饮食结构

主食（米、面食）要减少，多吃些碳水化合物含量低的蔬菜；忌食甜腻（糖）、油炸食品和含高脂肪、高热量及热量浓缩型食物（如肥肉、糕点、罐头、果汁、汽水、可乐以及花生、瓜子、腰果、松子、核桃等坚果类）。

多喝水，每天至少喝水1500毫升，减少身体内废物的堆积，帮助身体的新陈代谢正常进行。控制浓茶、咖啡、酒等的摄入。

可适量补充优质脂肪和蛋白质，如鱼、奶制品、牛羊肉、禽肉、蛋、大豆类食物，对调节体重很有帮助。

·控制每餐的摄入量

每餐八分饱就可以，如果餐后很快有饥饿感，可以吃个鸡蛋或者喝杯牛奶。我们应该鼓励患者进食时细嚼慢咽，出现饱腹感时停止进食。进食顺序上，最好先进食蔬菜和水，增加饱腹感，

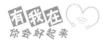

最后进食肉类。

·增加锻炼

有条件去健身房当然好，没条件也没关系，哪怕只是每天出去散个步、偶尔打打球，也是极有帮助的，这种帮助不仅仅体现在对体重的控制上，也体现在对疾病的治疗上。曾经有人做过研究，发现有氧运动（游泳、慢跑、骑自行车等）、低脂饮食有助于促进代谢，这对于长期服用抗精神病药物又担心长胖的患者来说是非常重要的。通过长时间的有氧运动，机体对糖和脂肪的需求量增加，从而调节胰岛素敏感性，有助于机体对葡萄糖的吸收与糖原的合成，从而降低机体血糖水平。

小洁控制体重的方式，和普通人是一样的：管住嘴、迈开腿。

·避免进食高油高脂类食物

尽量减少过分油腻或油炸等高热量食品的摄入。研究表明，过多的热量摄取对脑细胞有氧化损害，损害学习和记忆能力，加上精神疾病患者不热衷于锻炼，故容易肥胖、罹患高血压和糖尿病。除此之外，即使患者比较消瘦，也不能随意进补，如食用人参等。

·药物调整

如果小洁的体重使用了很多方法仍很难控制，已经影响到了血糖和血脂的代谢，可以寻找专科医生调整药物，减少促进食欲的药物。

作为家人，还有一些特殊情况需引起注意：如果小洁食欲旺盛，经常感到饥饿，对食物有种无法抗拒的欲望，或无法控制进食量，且进食的速度快，产生了暴饮暴食现象，家属应鼓励她参加各种有趣的劳动，转移注意力，减少其对食物的强烈欲望，而且要严格控制她的饮食量，劝其细嚼慢咽，谨防进食时造成胃急性扩张，或因进食过快，食物阻塞呼吸道引起窒息。

【案例 2】

一、案例呈现

尚语芯，今年 25 岁，因两周前受到意外惊吓，后逐渐出现情绪不稳定、行为异常、言语不可理解的情况。有时站在阳台上发呆，有时又在房间内大吼大叫，而且最近一周都不吃不喝，总觉得有人要杀了自己，非常紧张、害怕，怎么安抚、劝说都没用。父母看着女儿日渐消瘦，很是心疼，不得已将她送来精神科接受治疗。经过药物治疗和心理治疗，她的病情逐渐稳定，而后就出院了，但还是进食很少，说自己没胃口，吃不下东西。于是父母给她买了很多补品，还有她之前最喜欢的甜品和油炸食品，甚至想着带她吃烤串、火锅来提高食欲，觉得只有吃得多才营养充足……

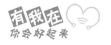

二、案例分析

　　相信很多家属都跟尚语芯父母有同样的心情，担心孩子情绪不好、不吃东西影响身体健康，想给孩子补充营养可又不知道具体该怎么做，也不清楚到底怎样吃才对这类疾病的康复有利。下面我们就来谈谈这类患者居家饮食方面的注意事项。

1. 清淡饮食，少食多餐

　　像尚语芯这样的患者，饮食上一定要注意循序渐进，先进食清淡易消化的食物，如适量添加肉末或蔬菜的粥和面条，少食多餐，逐渐增加至正常需要量。奶制品富含优质蛋白，脂肪较少，可适当多吃一些奶制品，早晚可以增加豆浆、牛奶。牛奶营养成分齐全，所含的必需氨基酸含量及构成与鸡蛋近似，含钙量高，而且含有乳糖、优质蛋白质等促进钙吸收的营养物质。加之牛奶具有促进睡眠、改善情绪的作用，尤其适合精神疾病患者食用。

2. 饮食多样化

　　当尚语芯提不起食欲时，可以准备一些色香味俱全的食物，来激发她的食欲；有条件的情况下，尽量让每餐的食物多样化；也可以陪伴她一起看各种有关食物的视频，增加她进食的欲望。

3. 多食用新鲜的水果和蔬菜

尚语芯起病比较急，病程时间较短，这样的早期精神疾病可能已经伴有氧化应激和细胞的损害，而新鲜水果和蔬菜含有丰富的维生素 C，能防止神经元氧化损害。水果和蔬菜产生的 5- 羟色胺还起着催眠和减轻焦虑的作用。水果和蔬菜中富含粗纤维，可促进胃肠蠕动，对于服用抗精神病药物的患者大有益处。

4. 适量进食海产品

民间很多说法都认为海产品是"发物"，吃了会引起病情复发或波动。其实，这是一种误区。海产品中的藻类植物、软体动物及鱼类，都含有 ω–3 脂肪酸，ω–3 脂肪酸参加磷脂膜合成，适当摄入对精神分裂症有益无害。

5. 避免进食刺激性食物

尽量少进食辛辣及刺激性食物，如：辣椒、咖喱、芥末、浓茶、咖啡等，这类食物会增加患者的神经兴奋性，尤其是在其处于躁狂状态时。

6. 避免过多进食易引起胀气的食物

易产气的食物包括豆制品、红薯、萝卜、洋葱等，这些食物若大量食用，会导致腹胀的情况，引发患者不适，导致其更不愿意进食。而大豆对于精神疾病患者来说是比较好的，美国科学家

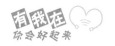

研究发现，大豆异黄酮具有一定的脑保健作用，常食大豆不仅可以摄取充分的植物蛋白，预防血脂异常症、动脉硬化，还有抗癌及预防精神疾病等功效，所以精神疾病患者可适量进食。

7. 其他特殊情况需注意

有自杀倾向的患者忌食带刺、带骨的鱼（可用鱼丸、鱼片、鱼糜、鱼松、鱼羹等）、带骨的肉类、有壳的食物和带壳的硬果类，以免患者自伤。狂躁型患者多有火热现象，如面红耳赤、大便秘结等，所以忌食助热动火的食物。除上述辛辣食物外，羊肉、牛肉、狗肉等亦当忌食。可选泻火通便的饮食，如绿豆汤、清凉饮料、多纤维蔬菜等。

总的来说，应在不犯禁忌的情况下给予患者日常生活中最喜欢的食物，并注意烹调方法，争取做到色香味俱全，以增进患者食欲，保证营养供给。食物应该以富含蛋白质、维生素的食物为主，不是补品越多越好。

第三节

发掘患者的潜在能力

　　精神疾病患者由于病程较长，社会功能及交际能力往往会有不同程度的下降，对个人、家庭、社会有重大影响。目前，国际上对于精神疾病康复的标准是：精神异常症状消失，患者能长时间保持正常状态。精神疾病患者在医院经过治疗，精神异常状况消失，达到出院标准出院后，还需要在家里经过一段时间的身体休养和社会适应期，才能够重新步入社会，恢复正常的工作和生活状态。因此，在精神疾病患者的康复过程中，回归社会的技能训练和信心培养显得尤为重要。在此过程中，家人需要发现患者的优势，增加其恢复健康的信心。

一、案例呈现

　　大卫今年快三十岁了，大学毕业以后因特殊原因不幸罹患了

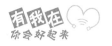

精神疾病。之后未接受正规治疗，一直在家服药调养，病情时好时坏，也就没做任何工作，生活起居都由家里人照顾。最近一段时间，他情绪特别不好，病情有恶化的趋势，家人将他送去某精神卫生中心住院治疗。经过医生和护士们的专业治疗及护理，目前可以出院了。医生建议大卫尽快回归社会，开始正常的工作和生活。

但出院以后，父母发现大卫较懒散，不想动，连基本的洗衣、做饭都需要父母的帮忙才能做好，更别说融入社会了。每次他想跟家里人交流，都不知道该说些什么，容易紧张，声音也很小，声音大了又说不出话来。更害怕出门遇到熟人，害怕跟别人打招呼，更怕别人主动问起自己的疾病，担心别人知道后会用异样的眼光看自己，甚至不愿再跟自己有来往，内心充满了紧张和恐惧。

大卫不想继续这样下去，他想改变现状，想像正常人一样，有朋友，有工作，有自己的兴趣爱好，渴望幸福的生活。父母也想尽

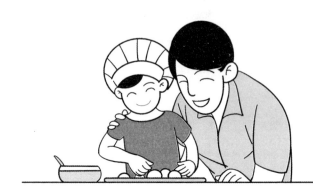

全力帮助他，但又不知具体该如何做。他和家人一直充满了担心和困惑，不知该用什么方法才可以使他尽快投入属于自己的生活中。

二、案例分析

相信许多家属都遇到过大卫一家所遇到的难题。很多时候，急性期精神疾病患者的住院治疗很难与出院后的康复训练相结合，很多患者甚至还对自己的疾病不甚了解，就已经要出院了。出院后恢复正常生活的最有效方法就是有机会接受适应社会技能的训练，而不幸的是，大多数已出院患者不知道怎么去适应社会，甚至不知道在出院后还应该进行继续治疗，所以大部分患者会陷入病情发作住院—出院—出院后没多久病情复发再住院的恶性循环。

那么，应从哪些方面来帮助大卫重返社会呢?

1. 独立生活技能训练

家属应该明白，照顾不等于护理，在帮助大卫的同时，要调动其本人的积极性，鼓励其多参加些力所能及的活动。尤其是针对生活中比较懒散的大卫，我们需要先初步评估他的生活能力，确定他可以独立进行哪些活动，哪些是需要帮助或者需要在别人指导下完成的，然后再根据他的具体情况，安排一些训练内容，可以分级训练。

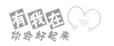

第一级：规律作息。每天定闹钟准时起床，自己洗脸、刷牙、漱口、饭前便后洗手，不随地吐痰，保持个人卫生。

第二级：按时修剪指甲，梳理头发，睡前洗脚，每周洗澡，自己整理被褥、床铺和打扫室内卫生，保持衣着整洁。男性患者要督促其定期刮胡子。

第三级：定期更换衣裤、床单、被罩、枕套。

第四级：按照气候、季节增减衣物，根据不同场合选择衣服。

第五级：在料理好自身卫生的前提下，做一些力所能及的劳动，如买菜、洗衣服、拖地等等。

上述内容可按照时间表每日在家人的督促下完成，可以通过制作打卡表的方式来记录患者每日完成的情况，并给予相应的鼓励与肯定。

2. 对药物的自我处置与管理训练

坚持服药是精神疾病患者康复之路上的重要任务，患者对药物的处置与管理也是照护者需要关注的一个方面，要训练其对药物的自我处置与管理意识，家属可参照下面的方法分级训练。

第一级：药物由家人管理。每日按时按量摆放好药物让大卫服用，服用时要告知他药物的剂量。持续两周。

第二级：药物由家人管理，家人将药物准备好，大卫按照指定时间和剂量服药。持续两周。

第三级：药物由家人管理，大卫在家人的帮助下自行摆好药物，并在指定时间按剂量服药。持续四周。（自我管理药物）

第四级：药物存放在家中指定位置，大卫自己按时按量服药，不必在家人监督下进行。

第五级：药物由患者自行保管，患者按时按量服用药物，无须家人督促。

如此过程出现病情波动，则重回第三级。

3. 引导患者寻找可用社会资源

家属可以引导大卫寻找和利用家庭及社区资源，也就是寻求家人和社会的支持。引导患者观察周围环境，找到一些对疾病康复有利的资源，到社区去了解社区可提供的资源都有哪些，比如可以免费听讲座吗？有技能培训吗？可以在社区当义工吗？引导患者结合自身实际情况，多投身到有意义的活动中，如去参加社区组织的活动，参与社区关于康复的自助小组，尽可能维持好自己的精神状态和社会功能。

4. 职业技能训练

职业技能训练是帮助患者重返社会的最后一步，也是很重要的一步。作为家属，面对社会功能下降的患者，首先可以为患者联系、寻找一些合适的社会实践活动让其参加，或者鼓励患者做义工，有条件最好陪同患者一起，在这个过程中可以观察患者的

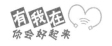

人际沟通能力以及适应社会的能力如何，帮助他进一步改进和提升；其次，带患者到一些提供康复训练的场所，如四川省首家精神康复会所——希望之光会所，就可以为精神疾病患者提供康复服务，康复者可以以会员的身份参与会所工作，发挥其特长和优点，发展工作技能，最终为找到合适的工作打下基础；最后，家属可以关注各地区的残联，这个机构会定期发布一些适合残障人士的特殊岗位，符合这些岗位要求的人员在被招聘后也会先进行职业技能训练。

第四节

营造良好的家庭氛围

家是一个人的港湾，家庭成员之间有着他人不可取代的亲密关系，家庭氛围的好坏对家里的每个人都有着至关重要的影响。

一、案例呈现

【案例 1 】

小 A 是一个 15 岁的学生，从她记事起，家里的气氛就不好，自己性格也因此内向、孤僻。读小学时父母就离异了，父母还因为自己的抚养问题上了法庭。小 A 那个时候就感到非常害怕和内疚，觉得所有的一切都是自己造成的。后来母亲带着她去了另外一座城市生活，不仅重新组建了家庭，还给自己添了一个同母异父的妹妹，这让小 A 更加觉得自己是个可有可无的人，很长一段时间内都情绪不好。母亲觉得小 A 这种青春期的孩子就是多愁善

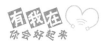

感，并没有关注她的心理变化。后来小 A 的情绪问题逐渐严重，总也高兴不起来，看书也看不进去，学习成绩不断下滑，甚至有时不愿意出门去上学，医生初步诊断其患有"抑郁症"。对此，家人完全无法理解，母亲更是觉得小 A 就是不想去读书，于是每天就批评加指责，说小 A 无病呻吟，只会逃避，吃不了苦，成不了大器，以后只配去捡垃圾……小 A 心里很委屈，但也不知道如何去改变，只恨自己不争气，烦躁的时候就用小刀来划手，觉得只有这样才能得到暂时的"放松"，有时甚至想一死了之，与家里人关系也一再恶化……

【案例 2】

小 B 的病情与小 A 的类似，不同的是，小 B 的家里人一直在关注她，也尽量给她提供一个良好的家庭氛围。当家人知道她患了"抑郁症"后，更是想办法学习和了解了抑郁症相关的知识，认识了该疾病的特点。父母还专门请假来陪她住院，以便小 B 接受系统的治疗，同时从医生、护士那里学习更多与疾病相关的知识。他们告诉小 B 不用太担心，积极配合治疗，等病好了有动力了再把功课补上就行，大家都站在你身后支持你，共同努力与疾病抗争。于是，在家人的鼓励下，小 B 积极配合治疗，病情很快好转，她又回归了正常的学习与生活……

二、案例分析

案例中的小 A 和小 B 面临着相同的疾病，但不同的是，面对她们的疾病，家里人分别做出了不同的反应，也导致了不同的家庭关系和家庭氛围。事实证明，良好的家庭氛围对疾病的恢复能起到积极的促进作用。

一般来说，由于精神疾病患者的家属对相关知识了解甚少，大部分家属心理压力很大，尤其是初发病的患者家属，他们无法面对突如其来的一切，往往表现出紧张、焦虑或压抑、痛苦，甚至不敢面对。而多次发病的患者家属更感痛苦不堪，因为患者发病期间表现出来的各种异常行为不但影响了家庭的正常生活秩序，而且严重的还影响社会秩序，以致家属受到牵连，但他们没有应对病态行为的技巧，根本无法帮助患者。长时间照护患者，不仅有可能使得家庭负担沉重，家庭氛围恶化，不利于患者康复，而且也可能对照护者本人的身心健康造成不良影响。

家属如何给患者一个良好的家庭氛围？具体可从以下方面着手。

1. 用稳定的情绪面对患者

一个人病了，但并不表示其家属就不再拥有快乐的权利了。其实家庭氛围如同一个"磁场"，是可以影响到家庭每个成员

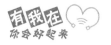

的。患者发病时家属及时送医院就医，待患者病情稳定居家时，如果面对的家人情绪是乐观积极的，也有助于缓解其内心的愧疚感、无助感，有利于病情的稳定。给患者一个温暖的家庭氛围，提供情感和物质方面全方位的支持，是患者康复的巨大基石。这种情况下，照护者的自我学习和保持乐观积极的心态就尤为重要了，只有先给到自己支持，才能支持和照顾患者。接纳患者生病这个事实，尽可能地把这个事实带给自己心理的影响降到最低。

2. 改变对疾病的认知

精神疾病在当下依然会被很多人当成是"家丑"。有些人发现家庭成员有"精神状态异常"时，往往会以"性格古怪""脾气暴躁""不通情理"之类带有评判、指责、排斥意味的表述来回应患者。这些回应除了说明家人对精神疾病或心理问题的无知之外，背后的心理动机是不能接纳家庭成员"患有精神疾病"这种事情的发生。当患者症状加重，出现自残或攻击行为后，家人不得已才把患者送医院就医。即使确诊，很多人也在一段时间或很长时间内无法接受这个事实。这种"病耻感"往往导致精神疾病患者不能及时就医，也无益于疾病康复。其实作为家人，需要正确认识到精神疾病与高血压等一样，也是一种疾病，疾病与疾病之间并没有高低贵贱之分。家属此时需要做的就是配合医生并协助患者及时就医。

3. 尽可能地给患者一定的信息传递

通过向患者传输新的信息刺激（如借助交谈、书籍、杂志、电影、电视、广播、录像、电话、短信等），让患者感受到家的温暖、社会的关心，这样既能对患者的思维产生积极的作用，又可以转移患者的注意力，帮助患者从不安、烦躁、消极或抑郁等不良思维情绪中走出来。

4. 理解、支持与鼓励

当案例 1 中家属知道小 A 情绪不好时，首先应了解小 A 出现这些症状背后的原因是什么，而不能使用惯性思维武断地认为青春期的小 A 只是不愿读书、无病呻吟、不想吃苦，这样做既不能找到引起小 A 症状的真正原因，从而耽误了疾病的治疗，又使得小 A 备受伤害，感到不被家人理解和认同。所以一旦家人出现异常，家属应站在患者的立场去思考，给予其支持，共同寻找解决问题的方法，在必要的情况下可以寻求专业人士的帮助。一旦看到患者的进步，应及时给予鼓励，这样也可以增强其战胜疾病的信心。

5. 互动性沟通

很多情况下，家庭氛围不好，就是因为沟通不到位，而沟通不到位的根本原因在于无效的单向沟通。有效的沟通应该是有问有答有反馈的双向沟通，双方有积极的互动才能达到沟通的目

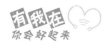

的。案例 1 中小 A 的表现和诉求显然并没有得到母亲的理解和反馈，并未达到沟通的目的。随着沟通技巧的提升，家庭内部互动的机会增加了，家庭成员间的唠叨和指责就会减少，家庭氛围也会变得更加和谐。

第五节

做患者恢复人际交往能力的引路人

　　精神疾病患者受疾病的影响，反复住院，医疗的开销势必会加重家庭的负担。要解决这一难题，照护者就应该在加强患者家庭护理的同时，有意识地训练患者迈向社会所应具备的人际交往能力，从而让其可以早日回归社会。家庭是一个社会的组成部分，也是每个人的专属空间。精神疾病患者的康复是一个适应社会的过程，这个过程必须要从适应家庭开始，因此，家庭护理对患者的康复起着决定性作用。照护者的爱心、耐心和信心都是患者强有力的支持。理解并积极地接纳患者，会对疾病的治疗起到积极的作用。除了日常起居、疾病管理，还应有意识地帮助患者建立起人际关系网，从而使得患者可重新接触社会、适应社会。

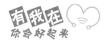

一、案例呈现

阿旺是一位年轻的精神分裂症患者，这次住院已经是第三次了。因为每次复发都及时就医，目前症状控制得还不错，现在已经处于疾病的恢复期，虽然医生建议他尽快融入社会，尝试多与人沟通交流，但他始终迈不出这一步，也不知道如何与人交流。他的妈妈一直在鼓励他。

阿旺：医生交代我要多跟别人交流、尽快融入社会，可我不知道该怎么做。

妈妈：你可以去做自己喜欢做的事情，尝试着加入一个集体，跟其他伙伴一起谈论那些你喜欢的事情。

阿旺：可是我总担心自己的病会随时复发，到时候他们知道我得了这个病，会嫌弃我、疏远我，最后我还是没有朋友。我自己都没有信心。

妈妈：放心吧，儿子，你的病情已经基本稳定了，经过恢复，你只会越来越好，你看你现在都可以帮妈妈完成很多任务呢。你的表现就说明你跟他们都一样，只要认真努力生活，没有人会嫌弃你的。

二、案例分析

面对案例中的情形，作为照护者，可以尝试以下几个方法：

1. 学会放手

大部分家属认为，患者生病后就不应该做任何家务事，其实恰好相反，家属应该放手去让患者做自己力所能及的家务事，以便分散其注意力，让患者觉得自己不是无用的人，从而重拾信心。对于一些恢复得好的患者，更是可以鼓励他们从事社会性工作，在增加他们收入的同时，也能促使他们更快地融入社会这个大集体当中。

2. 学会倾听

认真倾听可以使患者的心理压力得到释放，在这个过程中，不要随意批评及评价患者，多用鼓励、劝解的方式，以平等的、伙伴的身份来交流，不要高高在上地与患者以谴责的方式来对话。这样不仅可以了解患者内心的感受，还可以了解到患者的病情，以及服用药物后的一些副作用。

3. 引导患者主动和人沟通与交流

患者阿旺在与人沟通方面显得自卑和紧张，这时候照护人需要主动、友好地去和他沟通，了解他的想法，询问他担心的是什么，鼓励他看到自己的优点。在患者初次尝试与人沟通时陪伴在他身边，可先让患者与亲朋好友等熟悉的人交流，减轻患者的紧张感，患者在得到亲朋好友的理解与支持后，信心会有所增强；

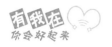

然后可以进一步帮助患者走出去与其他的人交流，鼓励他参加户外活动、社会活动，有进步立即鼓励，不断地增强他的信心，促进他慢慢学会主动与人沟通。

4. 帮助患者重拾自信

随着病情有所好转，大多数患者会对疾病有一定自知力，可能会想到得了"精神病"比较丢人，在发病期，自己的语言行为对他人造成了伤害的更感到自责或羞耻。患者于是心理负担加重，产生了消极情绪，甚至出现消极行为，危及自己生命。作为照护者，我们该如何帮助患者重拾自信？

①帮助患者认识到其生病期间自控力会下降，因为疾病的影响，其情绪是失控的，而且作为患者的家人和朋友，对此是可以理解和接纳的。

②当患者独立完成哪怕是很小一件事时，就应鼓励他，增强其自信心，这对患者康复大有帮助。

③对患者不要一味迁就，要让患者做其力所能及的事情，鼓励其积极进行技能训练，从简单到复杂，循序渐进，启发其主动性，比如让其做一些力所能及的家务事，积极参加一些健身运动及社会交往活动，体现自我能力。

5. 对患者进行社交技能训练

社交技能训练的目的是帮助患者提高社会交往的能力，可以通过社会角色扮演训练与人际关系训练来完成。

社会角色扮演训练的具体步骤为：

（1）设计场景。设计的场景与社会交往方面需要解决的问题相关，患者通过扮演其中的角色，使自己能胜任其正确的社会角色。

（2）角色扮演。在角色扮演过程中，家属应该给予患者适当的帮助，让其在扮演过程中尽量处理好各种现实问题，对患者处理较好的地方要给予鼓励，处理不好的地方要指出不足。

（3）适当指导。家属应主动帮助患者找出或指派人际交往的具体目标。在角色扮演过程中帮助患者明确努力的方向，树立信心，设计一些应对技巧，指出患者扮演时的不足，在需要的时候给患者示范人际关系处理的技巧。

人际关系训练方面，照护者应该尽可能做到以下几点：

（1）对待患者不要急躁、不要指责、不要抱怨，家属的悲观态度只能加重患者的病情。

（2）应从简单的社交训练入手，引导患者逐步接受熟悉的亲戚和朋友，教会患者怎样主动与朋友、亲属、同学、同事打招呼，怎样称呼对方等。等患者能接受这些简单的社交方式后，再引导患者参加各项社会活动，慢慢掌握与形形色色的人交往的技巧，逐步提高患者的人际交往能力和社会适应能力。

（3）指导交谈技巧，包括交谈时的目光对视、体态、姿势、动作、面部表情、语调变化、声音大小、语速快慢等。

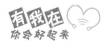

（4）人际交往训练中，应密切观察患者的情绪变化，针对患者的反应，给予一定的肯定和鼓励，并在患者受到挫折时给予安慰、帮助。

这些行为都旨在实现患者整体功能的恢复，其影响包括：减少患者的精神疾病症状，改善患者的社会功能，增进家庭成员的福祉，增加患者对职业康复的参与，以及在与有支持的就业相结合的情况下大幅提高就业率，减少家庭在患者医疗和保健方面的护理费用。

第六节

因病致穷——治病带来的家庭经济负担

　　全球疾病负担研究将近 15% 的生命损失归因于精神障碍，使精神疾病成为全球范围内造成残疾的最大原因之一。精神疾病多为慢性疾病，尤其是严重的精神疾病，往往反复发作，导致患者反复住院，部分患者预后较差。在长期的治疗及康复过程中，患者的住院费、医药费等直接间接的开支使得原本经济水平一般甚至较富裕的家庭纷纷陷入经济困难的窘境。加上有的患者金钱意识淡薄，不合理使用金钱的现象加剧了一些家庭经济困难的程度，部分家庭为给患者治病寻求精神依托的花费也不少，照护者普遍反映经济压力已超负荷。

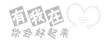

一、案例呈现

老刘是一位病程长达三十多年的精神分裂症患者，家里世代都住在山脚下的小镇上，以前信息闭塞，也不知道得的是这个病，只觉得老刘动不动就突然像变了个人似的，边跑边喊叫，还见人就打，症状时轻时重、时好时坏。家里大儿子和父亲的症状一样，还好二儿子一切正常，在外打工，还能有固定的收入支撑家里，老母亲就负责在家照顾两个精神疾病患者。直到二儿子去县城工作后，才知道父亲和哥哥的病可以治，于是攒够钱后带着他们就诊服药，父亲服药三个月后，症状果然减轻了不少。

但很快钱就花光了，二儿子没办法供他们连续服药控制病情，于是，他就把开回来的药轮流给哥哥和父亲吃，谁的症状严重了就先紧着谁吃。两年后，老刘因为要和大儿子轮流吃药，病情控制得并不好，病情越来越严重，经常不穿鞋子，挥舞着棍子、破布等跑到山脚下。因为实在没有钱去大医院治病，为了不让老刘和大儿子因为发病出去伤人或受伤，老母亲只要去山上干活，就要把父子俩一起关在屋子里，在桌子上放好干粮和水，但每次回家时看到他们俩趴在窗户前绝望的眼神，就深深地感受到自责。就在上个月，68岁的老刘病情又复发了，加上各种并发症都很严重，不得不住院治疗。这次预计又要花不少的钱，但母亲不愿放弃，她说只有人在家才在。可惜她和二儿子砸锅卖铁东拼西凑也凑不够医药费，只能把老家的房子也给卖了，但这也只是解决眼前的困难，老刘和大儿子的疾病治疗何时才能到头，他们已经不敢想象了……

二、案例分析

作为精神疾病患者家属，经济压力过重是最显著的不愉快体验，它的影响涉及生活的方方面面，造成患者家庭生活质量的普遍下降。减轻精神疾病患者家庭的经济负担是很多家属的共同愿望。有人专门做了研究，发现精神疾病患者家庭经济压力的来源除了治疗花费和日常生活开销外，主要包括患者无收入带来的家庭负担、家属为照顾患者而缩短工作时间使得收入降低，以及为了患者的继续治疗和康复，部分家属在退休后仍然继续工作，承受着工作和照顾患者的双重压力，同时，超龄工作给患者家属的身体健康带来了不良影响。

重症精神疾病患者发病率高、病程长、易复发、致残率高，但是就医率低。尤其在农村，许多精神疾病患者得不到正规的治疗，病情的发展只能听天由命。即便刚开始接受了正规的治疗，但长期的医疗负担会让很多患者因无力支付医疗费用而中断治疗，最终导致病情复发，甚至形成精神残疾。

那么，经济困难的家庭应该怎样去减少精神疾病患者在治疗方面的花费？

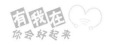

1. 了解医保政策

目前不少抗精神病药物已被纳入医保，部分药物还有补贴，患者在医生开药时可以向医生说明，在不影响治疗效果的情况下，请医生选择便宜、已被纳入医保可报销的药物。

2. 申请低保

如果家庭经济实在困难，家庭可以申请低保，并通过救助途径获得相应的救济资金。对于监护人来说，根据患者精神残疾的等级不同，可以申领每月 100~300 元的护理费。

3. 申领残疾人补贴

患者可以去医院做精神残疾鉴定，根据残疾程度不同，可去残联申领数额不等的残疾人补贴。目前全国已经陆续开展对精神疾病患者的救助工作。

4. 申请特殊门诊

很多精神疾病治疗周期长，即使住院治疗好转后还需要至门诊持续随访就医，药物更是需要长期服用。许多患者及家属因高昂的治疗费用大大降低了生活质量，往往出现举全家之力治疗的情况，而特殊门诊就是国家出台的补助政策之一。特殊门诊是指一些符合规定的大病、慢性病，在门诊治疗也可以按照住院报销。家属可提前了解患者的疾病诊断是否属于办理特殊门诊的疾病诊断范围，办理以及报销的具体流程可以询问当地医保或者是当地专科医院特殊门诊办公室。

所以，作为精神疾病患者家属，可以通过多种渠道及时了解以上的救助帮扶政策，积极寻求帮助，除了能缓解精神疾病患者家庭一部分经济压力，也能给自己和家人带来心理上的支持。

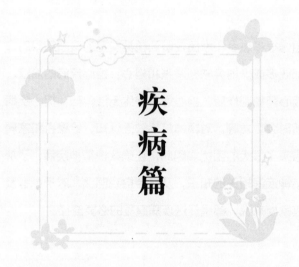

第三章

疾病篇

有我在，你会好起来

相信很多患者和家属在听到精神疾病的诊断结果时，都或多或少地会感到紧张和担心：担心疾病的治疗，担心药物副作用，担心患者终生无法停药，担心疾病随时会复发等。对精神疾病缺乏认知，给患者和家属带来了很大的困扰。因此，正确认识精神疾病、了解精神疾病相关的知识，及学会自我照顾，对于患者及其家属来说，都是促进疾病康复的必要途径。

第一节

认识他情绪的 "晴雨表"

　　每个人都有情绪。我们通常所说的情绪，是指人从事某种活动时产生的心理状态，是对一系列主观认知经验的统称，是多种感觉、思想和行为综合产生的心理和生理状态。比如人高兴时会兴奋激动、开怀大笑；生气时会闷闷不乐、伤心难过，甚至暴跳如雷；偶尔会紧张担心、焦虑不安……

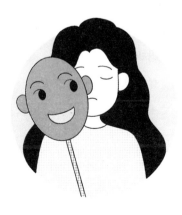

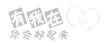

情绪是我们用来判断精神疾病的一个很重要的维度，作为照护者，我们需要仔细地观察患者的情绪变化，觉察他有没有经常责怪自己，甚至感觉人生没有意义，对未来感到没有希望等。也可以和患者从前的情形做对比，比如以前喜欢做的事情现在是否还有兴趣、做事的动力足不足、工作效率怎么样、注意力是否集中。如果患者这段时间特别开心，我们就要看看他能高兴到什么程度，情绪的稳定性怎么样，有没有遇到一点小事就容易发脾气。还需要观察情绪低落和高涨的情况是否在患者身上交替出现，情绪波动大不大；或者有持续性的心如止水，比如遇到高兴的事无法开心，遇到悲伤的事也不会难过……这些都是识别患者情绪需要注意的方面。

一、案例呈现

静静之前被诊断为抑郁症，通过住院治疗后好转了，情绪一直很稳定，后来工作、恋爱、结婚都很顺利。从怀孕起静静就辞职在家，当起了全职妈妈。

孩子小的时候，她每天做家务、带孩子，忙忙碌碌，后来孩子长大上学去了，丈夫每天工作忙碌、应酬繁多。近两年，静静经常觉得孤单寂寞，时间久了变得敏感多疑，怀疑丈夫出轨，总是黯然神伤、对什么都提不起兴趣，不想出门，不愿意与人交流，每天都莫名地紧张、担心、心慌、胸闷，稍有不顺心就觉得烦躁想发脾气。丈夫觉得静静现在特别不可理喻，情绪非常不稳定，但又不晓得到底为什么会变成这样，就连静静自己也不知道为什么控制不住自己的情绪了，难道自己的抑郁症又犯了？

二、案例分析

1. 静静现在是处于什么样的情绪状态？

　　静静敏感多疑，在没有事实依据的情况下，总想着发生了不好的事情（如丈夫出轨），情绪也变得低落、烦躁，对什么都提不起兴趣，不愿意出门，这是抑郁情绪的表现。后来静静的心理又出现紧张、担心等状态，身体出现心慌、胸闷等症状，这是焦虑的表现。

2. 如何判断静静是否需要治疗？

·看症状的持续时间

　　静静的抑郁、焦虑情绪持续了两年，而且不能自我调节，需要接受专业治疗。一般情况下，抑郁、焦虑情绪持续两周以上，自我调节无效者，甚至有加重的趋势时，就需要寻求专业的帮助了。

·看症状的严重程度

　　静静出现了情绪和躯体症状，情绪上不稳定、易怒、低落、

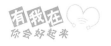

紧张，身体上出现心慌、胸闷等症状。如果情绪的症状已经影响到生活、学习、工作，则需要接受精神专科的治疗。静静不想出门，不愿意社交，对丈夫发脾气，已经明显影响到了她的社交和生活，需要接受治疗。

第二节

我发现他变了

作为照护者，有些时候我们无法判断患者到底怎么了，只能感受到他的不对劲、不太正常，那具体从哪些方面来分辨患者的异常呢？当患者出现了导致日常的生活、人际交往、工作和学习等均受到影响甚至不能正常进行的异常情况，建议立即去精神科就诊。

一、案例呈现

张敏，16 岁，生病之前是个积极上进的女孩，每天准时起床跑步，锻炼完以后吃早餐，而后去学校，算是班上到校较早的同学之一。学习成绩也一直不错，做事迅速果断，虽然性格偏内向，但还是比较乐观自信。在班上也有几个好朋友，跟大家相处得都不错，是家人和亲戚朋友眼中聪明懂事的"乖孩子"。半年前开始，

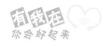

张敏逐渐无缘无故每天起床晚、起床慢，做事磨磨蹭蹭，家人在旁又督促又帮忙才得以完成，连个人卫生也不讲究了。家里来了客人，她不想出来见面，强迫她出来寒暄也是跟客人打个招呼便低头不语。客人问候她，她也是眼神飘忽不定，简单回答几句就走开了，有时候会一阵一阵地发呆，若为此批评她几句，她又默默流泪。对以前最喜欢的零食也没兴趣品尝了。

最近两个月病情变得更加严重，她竟然不愿意去学校了，总觉得学校有人在议论自己，看自己的眼光不善。还经常出现一些怪异的行为，比如半夜三更不睡觉，在家里不是擦玻璃就是翻箱倒柜的，家人都感到莫名其妙。她有时候在学校会无缘无故地自己跑回家，而且说话颠三倒四，有时还自言自语，说有同学和老师要害自己。慢慢地她完全不去学校了，也不跟任何人接触了，看起来很紧张很害怕。她把自己关在房间里不出来，甚至吃饭都需要人督促。经常用头撞墙，喊着"不想活了"。父母要求她出门，她就会发脾气，甚至对父母动手。父母看到女儿这个样子，感到很痛心，不知道孩子到底发生了什么。朋友建议张敏的母亲带孩子去精神科看看，但被她拒绝了。她坚决否认自己的孩子出现了精神问题，但内心又觉得孩子确实不太正常……

二、案例分析

其实我们都很理解张敏的妈妈的心情，好多患者或者家属因为对精神疾病症状难以察觉或者没予以重视，有的甚至是因为不愿意去精神科就诊（在他们看来，去精神科的基本都是"疯子"，会被人看不起的），所以导致本来通过一段时间的治疗就能缓解、甚至康复的较轻的症状因为被耽误了最佳治疗时间而加重了，最后彻底"杯具"了。

那在什么样的状况下就需要送去医院治疗了呢？

1. 思维紊乱

张敏大脑思维逻辑出现紊乱，例如：说话时"颠三倒四"，经常说一些别人听不懂的话；她变得非常敏感，疑神疑鬼，怀疑和猜忌同学、老师对自己不好，会伤害到自己，对着空气自言自语；有时候对外界没有反应，不跟任何人接触，把自己关在房间里……这些都是精神疾病症状的表现。当然，也有的患者只会出现小小的思维问题，如一件小小的事情，就会一直想，就像我们常说的"这人爱钻牛角尖"，或者遇到事就纠结，强迫自己去想，不想不行。

2. 情绪多变

张敏情绪不稳定，一会儿显得紧张害怕，一会儿又烦躁和冲动。在没有遇到压力或是挫折的情况下，她就有这么多的情绪变化，是需要尽早到专科医院就诊的。

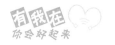

3. 性格突变

张敏本是一个积极上进的孩子，却突然变了个人似的，变得懒散，做事磨磨蹭蹭，不喜欢与人接触，喜欢独处，经常沉默不语，有时候会一阵一阵地发呆……这就要引起足够的重视了，需要及时去精神科就诊才能恢复健康，而不是休养一下就好了。

4. 行为怪异

本来是一个很爱干净的人，整整洁洁的，突然变得不讲究了；平时有礼貌的，突然变得粗暴起来，甚至对人动起手来；反反复复想一些没有必要在意的事，就是控制不了自己，不想就难受；杞人忧天，担心的事多，比如安全问题、身体健康、家人健康等。出现这些情况都需要尽早到精神科就诊。

简单说来，我们首先是做纵向比较，就是跟患者以前相比，脾气、性格以及发生类似的事情时反应是否一样。其次是做横向比较，我们可以将患者和其他人比，比如遇到同样的事情，患者的反应与身边的大多数人是否一样。再次是看患者是否受到一些社会心理及应激事件的影响，患者近期是否经历过重大的负性事件，比如亲人离世、重大财产损失、罹患严重的疾病等。

还有就是观察患者症状持续的时间和影响：如情绪低落持续超过半个月，对啥都不感兴趣，感到疲惫，甚至不想说话，并且导致无法正常生活或工作，就需要警惕是不是抑郁症了；如果患者经常地觉得恐惧、紧张或提心吊胆，影响了自己的学习、生活、工作，并且感觉非常痛苦，持续超过六个月，就要警惕是不是焦虑症了；如果发现患者在持续的情绪低落之外，还会交替出现一段时间的"膨胀"感，比如情绪明显高涨，精力非常旺盛，睡眠需求也减少了，讲起话来滔滔不绝，觉得自己充满干劲，就要警惕是不是双相情感障碍了。

当然，具体的诊断还是需要结合精神科医生的分析来下结论。

通过以上总结和分析，作为照护者，如果发现患者的言行突然出现异常情况，一定不能忽视，应尽快带着患者到专业的心理卫生机构寻求帮助。

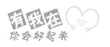

第三节

精神疾病能治好吗?

常常会遇到很多家属咨询，问我们精神疾病能不能治好，甚至很多家属把这类疾病当作"绝症"。其实很多人对于精神疾病的恐惧是源于对它的误解。因为精神疾病最常见的便是复发，似乎患者总是很难被治好，让患者家属觉得即使偶尔控制住了，也会很快就复发。复发来复发去，很多患者家属干脆就放弃了，认为反正是治不好了，不如就不治了。但这样的观点实际是错误的！精神疾病没有一般人想象中的那么难治，复发的最常见的原因，并不是疾病本身难治的，而是患者没有坚持按医嘱服药与检查，这才是精神疾病复发率高最重要的原因之一。

一、案例呈现

顾西已经住院一段时间了，医生给的诊断结果是"精神分裂症"。经过一段时间的治疗，顾西的情绪已经稳定多了，睡眠和食欲也比以前好转，虽说耳边还是能凭空听到有人跟自己说话的声音，但自己已经不再受这些幻听的干扰，也不会因为这些声音而烦躁了，按医生的描述是幻听较之前减少，但并未消除。

今天医生查房时告诉顾西，过两天就可以出院了，回去继续药物维持治疗就好。顾西和他的妈妈本来很疑惑，觉得病还没治好，为啥就让出院？在他们看来，这次就是因为病情复发才又来住院的，所以这次一定要彻底治好了再出院。但医生解释说："现在顾西的状态已经好很多了，只有一些残留的精神疾病症状还没彻底消除，需要回家进行持续的药物治疗和康复……"顾西妈妈更搞不懂了，怀疑是不是顾西得的这病根本就治不好，所以连医生都放弃了，顿时觉得天都要塌了，瘫软在地上……

二、案例分析

任何疾病，患者不遵医嘱随便吃药都难以被治好，精神疾病也是如此，只是这个问题相较于其他疾病来说往往更突出，加上很多精神疾病复发多次后又确实需要终生服药，久而久之，给人一种"精神疾病非常顽固""是治不好的绝症"的错觉。

目前精神疾病的病因尚未完全明确，不可控的因素有很多，社会、心理等诸多因素在疾病的发生和发展中都有重要的作用。受目前的医学水平限制，要实现咱们老百姓口中所说的"彻

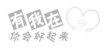

底根治"，还有待进一步的研究和探索，所以即使是病情控制良好的患者，医生也无法准确地预测将来是否会复发。但是，经过规范、足量的治疗，很多精神疾病的病情都可以得到有效控制，甚至可以达到临床治愈。药物的使用能改变患者一些不合理的、异于常人的认知，使症状得到控制，使患者能保持清醒的头脑，正常地学习、工作等。再结合心理治疗、物理治疗、康复治疗等，能使患者保持相对完好的社会功能。就如案例中的顾西，幻听虽未完全消失，但他已经不会被这些声音干扰了，他已经意识到这是一种不存在的声音，是一种精神疾病的症状，自己需要去调整认知、调整心态，学会带着症状生活……

第四节

精神疾病的遗传

患精神疾病的生物学因素包括遗传、感染、躯体疾病、创伤、营养不良、毒物等等。大量的研究结果表明，许多精神疾病都有明显的家族聚集性，由家族内的多个基因相互作用，使家族成员患病风险增加，加上环境因素的作用，从而导致精神疾病的发生。

一、案例呈现

患者陈果自述：母亲在我小的时候就经常闷闷不乐，烦躁起来就发脾气，也不怎么愿意跟亲朋好友来往，后来因为父亲有"外遇"而自杀，给我的童年留下了极度恐惧的阴影，使我对父亲的恨也挥之不去，只有与大我十岁的姐姐相依为命。最近，我姐姐同样因为姐夫的"外遇"而自杀，所幸被救了过来，我内心遭遇

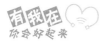

了又一次严重的打击，感觉童年的伤疤被突然猛烈地撕开，疼痛至极……母亲那个年代，没有人关心她是否有抑郁症，亲戚就说她受刺激精神不正常了，但是姐姐的状态和母亲当年很像。听说精神疾病会遗传，是真的吗？我现在只有姐姐一个亲人了，我真的很害怕失去她，更害怕自己将来也是同样的命运……

二、案例分析

陈果的担心不无道理，但值得注意的是：精神疾病具有的遗传倾向是指如果家族中有精神疾病患者，其亲属罹患精神疾病的风险高于普通人群，而不是说其亲属一定会患病。也就是说，即使遗传因素所产生的影响程度较高，其是否发病还与环境因素有关，基因虽然不能变，但环境因素的调控可以达到预防精神疾病的目的。

心理社会因素对精神疾病的发生、发展及预后都起着重要的作用，其中更是包括了精神应激因素、社会文化因素、个性因素、认知行为因素等。有遗传倾向的人群不一定就会发展成精神疾病，而之前心理健康的人群，在社会环境、躯体疾病的影响下却有可能出现精神疾病。个体的心理健康情况，由多种因素相互交织、共同作用而来。因此，在精神疾病的发生、发展过程中，既有先天因素的作用，又受到后天个体发展过程中心理社会因素等多维度因素的影响。不论何时，保持健康的身心状态、积极乐

观的思维方式对我们维护心理健康、预防精神疾病都有很好的促
进作用。

第四章

服药篇

有我在，你会好起来

由于许多精神疾病的病因尚不明确，目前在治疗上只能采用对症处理的方法治疗疾病。药物治疗是治疗精神疾病的重要手段之一，坚持规律、全疗程遵医嘱服药是治疗精神疾病、预防复发的重要措施之一。但是很多患者对药物治疗不太了解，在服药方面存在很多误区：有些患者在精神疾病症状暂时消失后就自认为已痊愈，于是自行停药或者减药；有些患者担心"是药有三分毒"而停药……而实际上，服药的疗程不够，就有可能使病情复发或加重。

第一节

抗精神病药物
有副作用吗？

　　曾经有很多患者和家属问过我："可以不吃药吗？""病情没那么严重，你们医生多安慰一下他可能就好了吧？""吃药有很多副作用，会伤肝吗？""服药会不会让孩子变傻？"可以看出患者和家属对药物治疗的担心。我们会在这一节告诉大家关于精神疾病患者服药的一些知识，希望能缓解药物治疗带给患者和家属的紧张和焦虑。

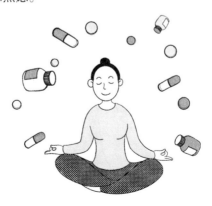

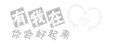

一、案例分析

患者小闵，是一个地地道道的文学青年，热爱创作。自从三年前第一次从医生那里得知自己患的是一种叫作"双相情感障碍"的精神疾病开始，他在接受治疗的同时都在坚持每天写日记，他想把自己生病的点点滴滴记录下来，留给以后的自己用来分享和回忆，同时也方便医生随访自己的病情。

关于服药，他在日记中写道：

"朋友都说我像变了一个人。一开始服用这些药物还会恶心想吐，后面就好了。之前任性停药的时候整个人都不好了，情绪不稳、头晕眼花、吃啥呕啥，所以后面再也不敢任性停药了。服用氯硝西泮后我感觉自己精力不足，睡得多，总是睡不醒，早上还犯困，心情抑郁，有压制感，思考问题时还会加重心里的痛苦。

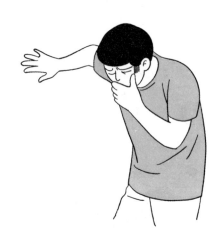

不自主地手抖，应该是碳酸锂的副作用，我最讨厌的事情就是颤抖了。平时没什么感觉，但是等到执笔写字的时候就会感到非常烦躁，因为怕自己再也写不出好看的字了。做菜放盐也是，总是不小心盐就撒锅外去了。唱歌的嗓音也发颤，严重的时候像是得了帕金森病，手抖得筷子都拿不稳。

"目前在坚持服用喹硫平和碳酸锂治疗。药物反应：因为喹硫平加得很少，所以副作用很少，主要是严重的嗜睡，以及药量增加后造成的直立性低血压，不过都在逐渐适应。当然还有体重增加，三个月增加了 5kg，不过目前已经减掉了。其他药物副作用：胃肠道不适。治疗精神疾病所用的药物对胃肠道有刺激，所以一直在用奥美拉唑。为了保护胃，大部分药物我都是跟饭一起吃的。其实这段时间里感觉不好，但是能稍微控制一下躁狂发作了，经常睡一二十个小时。可能因为吃拉莫三嗪，情绪一上来就会全身发热，不过也挺好的，这样有点身体反应就知道自己该注意控制一下情绪了。还有就是一焦虑就会手抖，抖得停不下来，勺子都拿不稳那种。

"最近一个月，情绪突然越来越糟糕，开始幻听、幻觉之后，今天去复诊，医生将药物换成了米氮平，喹硫平，奥氮平。喹硫平吃少了，睡的时间短了，人也不会昏昏沉沉的，睡眠质量还可以。米氮平吃起来感觉情绪能微微控制一点，抑郁的时间变得比躁狂的时间多得多。

"吃奥氮平的话，幻听明显是少了，但是身上起了药疹，我

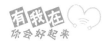

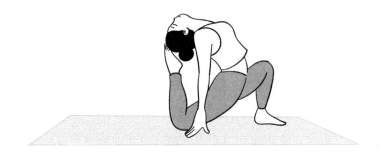

前两天就私自把奥氮平给停了，结果突然停药反应很厉害，情绪落到一个新低谷，也变得特别暴躁了。现在是吃米氮平，盐酸舍曲林片，利培酮片，盐酸苯海索片。睡觉睡得简直不能再舒服了，调整药物的头两天白天其实挺难受的，不良反应一直过不去，一天都昏昏沉沉，上班很难受，不过吃过两三次就好了。

"今天复诊的时候问医生，我的病能彻底治好吗？医生并没有正面回答，只说继续观察，让我按医嘱坚持服药。坚持服药后，我身体现在的感觉比之前好多了，相对来说，情绪平稳了许多，躁狂的时间也少了很多，整体感觉在向好的方向发展。所以，虽然吃的药很多，但是比较对症吧。我不认为吃药后我不再是我，恰恰相反，规律服药后，我可以更好地掌控自己的情绪，从而有心力做想做的事。虽然不知道这样服药还要坚持多久，但我想，起码它能使我保持目前的状态，这样也就足够了，不是吗？"

二、案例分析

药物副作用对部分精神疾病患者和照护者来说是一个极为敏感的话题。患者用药后,患者和照护者都会担心药物的副作用,因为服用精神类药物可能会出现一些不良反应,如口干、便秘、嗜睡、心烦,使患者难以忍受,甚至影响患者的正常工作和生活,故部分患者甚至不愿服药。但面对疾病,我们需要权衡利弊:医生既然给患者开了某种药物,那一定是事先帮患者和患者家属做了慎重选择的,也就是说,这种药物对于患者的治疗作用肯定是大于副作用的,而且这里要强调的是,有些药物的副作用是避免不了的,但是我们可以通过多方面的调整将药物副作用的影响降到最低。

下面我们来了解一下精神疾病药物在治疗中常见的一些副作用。

1. 胃肠道不良反应

服用抗精神病药物后最常见的胃肠道不良反应包括恶心、呕吐、口干口苦、便秘、偶尔腹泻和尿潴留。

(1)如果患者感觉口干口苦,可以多饮水。没有糖尿病的患者可以在水里加少量的蜂蜜、柠檬、橙皮,或是一些水果干(杨梅、话梅)等,可以减轻口干口苦的症状。

(2)如果患者出现恶心、呕吐等症状,首先判断是否为进食

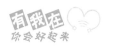

不洁的食物导致的急性胃肠炎；如果不是食物引起的，那就要考虑药物的原因。饭后服药或是药与餐同服，可以减少胃肠道反应。

（3）抗精神病药物副作用出现腹泻的情况相对来说较少，如果腹泻次数较多，每日超过3次及以上，大便呈水样，也需要判断是否为进食不洁的食物导致的，如果不是，可以使用一些止泻药；如果腹泻还伴随着腹痛，则需要到医院就诊，明确腹泻原因。

（4）尿潴留是指解小便困难（尿不尽、尿不出），如果有这样的症状，需要到医院就诊。

（5）有些抗精神病药物可引起无黄疸性肝炎，患者无明显症状，仅有单项谷丙转氨酶增高。肝功能轻度异常可找专科医生加服保肝药并密切观察肝脏功能即可，如果肝功能明显异常，则需要找精神专科医生咨询是否换药。

2. 药物的镇静作用

一提到镇静，家属会有诸多的担心与不解，很多人第一反应就是"安眠药"。其实我们常用的镇静药物有很多，它是指能使大脑皮质轻度抑制、减轻中枢神经兴奋性、消除躁动和焦虑、让情绪平稳的一类药物，对于这类药物的使用，照护者需要了解下面几点：

（1）治疗精神疾病的药物大部分有一定的镇静作用，就是说患者在服用后相比平时睡眠增多，通常在刚刚开始使用药物和增加药物剂量的时候，患者睡眠增多得较为明显，但一段时间后，患者的身体会逐渐适应药物作用，睡眠增多的情况就会好转。

（2）对于因药物镇静作用影响白天工作和学习的患者，就需要和医生商量，能否减少日间使用镇静作用较为明显的药物，能否将药效较长的夜间药物提前服用。

（3）如果药物镇静作用较强，患者服药后不建议开车，或是从事高空作业等危险工作。

（4）了解患者需要镇静的原因及生活习惯。部分患者由于长期的病情导致生活懒散，并不只是药物作用，此时照护者应和患者探讨作息时间，鼓励并协助患者丰富平时生活，减少卧床时间。

3. 体位性低血压

体位性低血压，又叫直立性低血压，对于一些患者容易出现，如突然体位发生变化者、首次使用抗精神病药物者、首次药物加量者、首次更换药物者、年老体弱者、长期使用抗精神病药物者、基础血压偏低者、营养不良或排便困难者。发病原因是由于患者体位突然发生改变，如平躺时猛地坐起来或长时间地站立，导致脑部供血不足，从而引起低血压。

为了预防体位性低血压带来的意外事件，如跌倒、坠床等，照护者在日常生活中需要注意以下几点：

（1）首次使用抗精神病药物者、首次药物加量者、首次更换药物者、年老体弱者等患者需注意用药期间的血压监测。

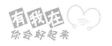

（2）基础血压偏低患者应及时与医生沟通，避免服用抗精神病药物后血压持续下降；避免患者突然改变体位，如起床时先在床上坐 1 ~ 2 分钟，之后坐于床边使双腿下垂，无头晕等躯体不适时，再借助床边或其他可扶物品下床走动。

（3）确保患者均衡摄入饮食，可多进食瘦肉、牛奶、蛋等高蛋白食物以保证营养的充足；此外应多进食富含纤维素的食物如芹菜、韭黄、南瓜等保证大便通畅，避免蹲位时间过长。

（4）若发生体位性低血压时也不必惊慌，可指导患者就地平躺，把脚适当抬高一些，这样可增加身体向心脏回流的血液，同时注意监测血压，一般在休息一会儿后就会好转。

4. 排便功能异常

这也是抗精神病药物常见的副作用。患者服药期间如果出现便秘，可以做以下处理。

（1）饮食调节：食物不要过于精细，适当加入粗粮，增加膳食中的纤维素含量，如五谷杂粮、蔬菜（萝卜、韭菜、生蒜等）、水果（苹果、红枣、香蕉、梨等）。每日进水量约 2000 毫升。每天清晨空腹饮 1 杯淡盐水或白开水、蜂蜜水，均能有效预防便秘。少吃有强烈刺激性的助热食物，如辣椒、咖喱等调味品，忌饮酒和浓茶。

（2）养成定时排便的习惯。最好每天早饭后定时排便，根据"胃 – 结肠反射"的机理，进餐后易于排便反射的产生。

（3）适当参加体力劳动，经常参加体育锻炼，尤其注意腹肌的锻炼，如进行仰卧起坐、跑步、跳绳等活动。避免久坐、久卧、久站。

（4）若以上方法无效，可以使用缓泻剂，如乳果糖、麻仁丸、比沙可啶等。

5. 锥体外系反应

锥体外系是人体运动系统的组成部分，其主要功能是调节肌张力、肌肉的协调运动与平衡。对于刚开始使用抗精神病药物的患者，照护者要注意观察患者可能会出现：肌张力增高、面容呆板、动作迟缓、肌肉震颤、流涎等帕金森综合征症状；急性肌张力障碍，出现强迫性张口、伸舌、斜颈、呼吸运动障碍及吞咽困难；静坐不能，出现坐立不安、反复徘徊；迟发性运动障碍，出现口—舌—颊三联征，如吸吮、舔舌、咀嚼等。以上即为锥体外系反应。目前抗精神病药物出现锥体外系的副作用相对较少，如患者有上述症状，需立即送医院治疗，将患者的情况告知医生，用一些对抗的药物后，症状会迅速缓解。

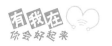

第二节

患者会终生服药吗？

很多患者和家属会对服用抗精神病药物有很多疑问，不明白为什么都治疗完毕出院了还要继续吃药，甚至还需要吃很久的药。那是因为他们不知道药物维持治疗的重要性，觉得没症状了就不需要再服药了，甚至认为药吃久了，会对身体造成伤害，于是自行停药，最终导致了疾病复发。一般来说，精神疾病患者如果已经没有精神疾病的症状，能够清醒地和人谈话交流，并且能够照顾自己的生活，正常地参加工作和学习，就可算作"治愈"，但是即使"治愈"，一些疾病也不宜马上停药，仍需巩固治疗和维持治疗一段时间，具体需要遵循医生的医嘱。

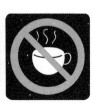

一、案例呈现

小谭因为重度抑郁症住院治疗了一段时间，最近要出院了，医生给开了很多药，让小谭出院以后坚持遵医嘱服药。出院后，在服药一段时间后，小谭感觉已经完全好了，但是医生还是让他继续服药，他觉得很奇怪：明明我都恢复了，为啥还要一直吃药？那得啥时候才能停药啊？会一辈子吃药吗？

二、案例分析

大部分精神疾病都是一种需长时间治疗的疾病。在疾病进入相对稳定的缓解期后，维持治疗必不可少。药物治疗疗程包括：急性期治疗（病情较重）、巩固期治疗（病情缓解）、维持期治疗（症状几乎消失）。进入维持期治疗后，医生会根据患者的情况，将药物调整到能控制症状及预防复发所需的最小剂量。对于首次发病的患者，建议维持治疗 1～2 年；对于病情复发过的患者，维持治疗时间长短应根据患者的情况而定，一般不少于两年；部分症状控制不佳的患者需要更长时间的药物维持治疗，服药时间的长短由医生根据患者的病情来决定。所以说，并不是所有精神疾病患者都要终生服药。

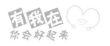

第三节

患者服药期间需要
注意什么?

作为家属,对患者所服用的药物以及服药过程中出现的反应都有很多担心,想知道服药期间自己应该注意什么,如何才算是知道并帮助患者正确地按医嘱服药,如果一顿药因为特殊情况漏服了怎么办呢……下面为大家总结了患者服药期间的一些注意事项。

· 按照医嘱坚持服药

照护者应首先认识到药物维持治疗是防止疾病复发的最有效手段,详细了解患者目前所服药物的名称、剂量、数量、药物的主要作用及可能发生的副作用,着重监督及提醒患者一定要按医嘱定时、定量坚持服药,不能随便加药、减药或停药,以免发生意外。当患者认为病已痊愈而拒绝服药时,应耐心地劝说,使患者充分认识到疾病复发的可能性和严重性。对不承认有病而拒绝服药的患者,可把药碾碎放在饭中或改用长效针剂,并在患者服药后认真检查患者舌下、手指，直到确认药物口服到肚才行。

·妥善保管药品

家属要妥善保管好药品，不能让患者自行保管，以防患者在情绪不稳定的情况下大量服药或错服剂量等意外发生。个别家属因为缺乏相关知识或溺爱患者，认为药物有副作用或患者服药后没精神而自行停药，这都是万万不可取的。

·漏服药的处理

若药物是每日服一次的话，发现漏服后应立即补服，如果漏服后第二日才想起，切不可加倍服药。这里需要牢记的是，绝大多数情况下，单次漏服的危害小于一次服用 2 倍剂量的危害。若一天多次服药的话，漏服后是否补服药物要看漏服药物时间是否超过用药时间间隔的 1/2，不到 1/2 可按原剂量补服，下次服药时间和剂量不变，超出 1/2 则不能补服。举个简单的例子：如果一天吃三次药，分别在上午九点、下午三点、晚上九点，若早上九点漏服了，等到十一点左右想起来，还可以补服，如果等到下午一点才想起，就不能补服了。若连续两天及以上停服药，患者不可自行直接用回原剂量，而需与医生沟通，必要时重新商定加量。

为避免发生药物漏服，提高疾病治疗效果，照护者可帮助患者将药品按顿存放在专用的药品盒子内，方便患者携带和服用。

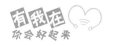

有些药品盒子还安装有类似于闹钟的定时器，提醒患者到时间该服药了。还可以训练情绪稳定的患者自己保管药物，但前提是患者对疾病有一定的自知力并有较好的药品管理能力，指导患者提前设置好闹铃，按时按量服药。

· 还有一些食品和饮品是服药期间需要注意的

（1）酒精：抗精神病药物有引起患者嗜睡的副作用，用药的同时再饮酒易让人感到困倦。有些患者喜欢喝酒，没事自己在家也喜欢嘬两口，有些是因为社会交往、工作应酬不得不喝。不论患者属于哪种，作为照护者都要注意，在服用非典型抗精神病药物的同时喝酒会抑制乙醛脱氢酶，阻碍乙醇代谢，使乙醇抑制中枢的作用延长；另外，酒精也属于中枢神经抑制剂，与部分抗精神病药物合用可产生相加作用，加强中枢神经抑制作用，如呼吸中枢抑制过度，睡着了呼吸也停了，患者就再也醒不来了。

乙醇可引起短暂脑机能障碍，使患者对吩噻嗪类神经毒性的耐受阈降低，从而促发锥体外系反应，并可引起呼吸抑制、严重低血压和肝脏毒性。因此，这也是医生一再嘱托患者服药期间切忌饮酒的原因。

（2）烟草：有人专门针对吸烟做了研究，研究表明，使用同样的药物（利培酮）对精神分裂症的治疗，不吸烟组的治疗效果明显比吸烟组好。由于吸烟可明显降低利培酮的血药浓度，使药物代谢酶选择性增高，加快肝脏对抗精神病药物的代谢，从而降低抗精神病药物的疗效。

（3）葡萄柚：这种水果及其果汁可显著提高一些抗精神病药物的血药浓度，例如喹硫平、齐拉西酮和鲁拉西酮，因此在服用这几类药物的时候尽量注意避免进食葡萄柚。

（4）咖啡因：氯氮与咖啡或其他含咖啡因的饮品和食物（巧克力等）同时服用会增加血液中氯氮平的浓度，这可能导致更多药物副作用。喝咖啡或牛奶会影响消化道的吸收而降低抗精神病药物的疗效，因此，如果患者喜好喝咖啡、牛奶，最好与服用药物相隔一段时间，以减少对消化道吸收的影响。

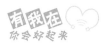
第四节

服药期间可以
同时吃其他药吗？

一、案例呈现

郭梓睿原本就有心血管方面的问题，以前还因为心脏问题住过院，现在仍在服用地高辛等药物。但两年前开始，因为工作压力大等各方面的原因，他患上了精神疾病，医生诊断为"抑郁症伴精神病性症状"，并给他开了一些抗精神病药物。可拿到药物郭梓睿又担心了，药物越吃越多，越吃越杂，也不知道这些药物跟自己目前一直在服用的药物能不能同时吃，会不会有什么不良反应？

二、案例分析

随着时代的发展和社会的进步，人类对疾病的认知越来越广泛、全面，精神疾病所合并的躯体共病也越来越多地被人们发现和关注。同郭梓睿一样，很多精神疾病患者会遇到同样的困惑，在使用精神药物的同时需合并使用治疗躯体疾病的药物，药物之间的相互作用就不得不引起人们的关注。

以新型抗精神病药物为例，与降压药物如可乐定等合用，可加强降压效果，而与苯妥英钠、奥美拉唑、利福平合用，可加速抗精神病药物的代谢，减弱抗精神病药物的作用，且因两者的协同作用，会增加不良反应。

氯氮平与地高辛、肝素、苯妥英钠、华法林合用，可加重骨髓抑制作用；与抗肿瘤药、抗甲状腺药、硫唑嘌呤、氯霉素、秋水仙碱、氟胞嘧啶、干扰素和齐多夫定等药合用，会加重氯氮平对血细胞的毒性作用；奥氮平与环丙沙星、酮康唑等合用，可显著抑制本药的代谢，使毒性增加；红霉素、西咪替丁等可使非典型抗精神病药物的血药浓度升高，导致毒性升高；奥美拉唑、利福平等可增加非典型抗精神病药物的清除率，降低疗效；奥氮平、氯氮平等非典型抗精神病药物与抗组胺药合用会增强镇静作用，甚至抑制呼吸。

因此，新型抗精神病药物与其他药物合用时会出现一些不良的相互作用，所有治疗请一定遵医嘱进行，涉及合并用药时，及时咨询相应科室的医生，在医生的指导下用药，才是最安全的，以便及时调整剂量，减少药物毒、副作用的发生，达到理想的治疗效果。

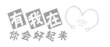
第五节

服药期间可以怀孕吗?

随着社会压力的增大，精神疾病呈现高发、低龄趋势。高龄精神疾病患者的妊娠问题不容忽视。精神疾病患者有当父母的权利吗？下面将为大家解答。

一、案例呈现

刘浩的妻子以前患有精神疾病，经过治疗已经控制得很好了，一直在用小剂量的药物维持治疗，这两年都没有复发过。由于年纪已经不小了，刘浩也特别期待能够当爸爸，于是夫妻俩考虑生个孩子，但是妻子又还在服药，担心怀孕的话对胎儿有影响，停药呢又担心妻子病情复发，带来更多的麻烦……

二、案例分析

对于刘浩和妻子的诉求，我们的建议是一定要先寻求专科医生的帮助，结合二人自身情况，根据医生的建议，在权衡利弊后决定是否怀孕，以免给自己和后代带来无尽的困扰。

1. 不容忽视的遗传问题

对待该问题，首先要分清病型，若确诊为具有明显遗传倾向的精神分裂症或情感性精神障碍，则需慎重。其次看患者自身情况，病情严重、不稳定及正在服用对胎儿影响大的抗精神病药物的女性精神疾病患者，不宜妊娠生育。不同的疾病、不同的家庭，遗传风险是不一样的。影响精神疾病遗传的可能性因素相当复杂，除了遗传因素，其他因素如心理社会因素也会对其有影响。根据遗传等因素推断出的患者下一代遗传精神疾病的可能性有多大，就连医生也说不准。如果患者服药期间真的想怀孕，可以咨询妇女儿童医院优生优育办公室。

2. 药物使用方面的注意事项

以精神分裂症为例，近年来，女性精神分裂症患者的生育率逐渐上升，女性精神分裂症患者的高发年龄与女性最佳生育年龄相重叠。研究显示，对于所有妊娠期妇女来说，用抗精神病药物治疗都是有风险的。因此，服药期间不宜怀孕，在病情平稳后，

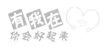

可以与专科医生商量备孕时间，以便医生对备孕的患者做好药物调整准备。

对即将成为母亲的精神分裂症患者，在考虑安全性的同时控制妊娠患者精神病性症状使病情稳定是必要的，如何选择合适的抗精神病药物至关重要。

近年来，第二代抗精神病药物的使用逐渐增多，第二代抗精神病药（除利培酮）不像第一代抗精神病药那样会引起高泌乳素血症，这使精神分裂患者更容易怀孕。而关于妊娠期使用第二代抗精神病药的相关研究尚且不足。从目前的资料来看，大多数第二代抗精神病药物都存在明确的致畸风险，而且在胎儿畸形分类上并没有显著差异。基于目前相关研究少，样本量小，尚无法明确指出一种安全性最好的药物的情况，在用药时除遵医嘱合理用药外，还应注意以下几点：

（1）合理选择药物。严格遵医嘱安全用药，如考虑到喹硫平和利培酮通过人类胎盘量较少，对子代来说，其在安全性上具有一定优势。根据研究，我们建议患者备孕前先进行生殖评估，如果进行抗精神病药物治疗时发生意外怀孕，临床医生会建议选择继续以前有效的治疗，如第一次用药，临床医生可能会给予喹硫平或利培酮等致畸风险较小的药物，尽量单一用药，并给予能控制病情的最小剂量。

（2）产前检查。做好产前检查，密切监测体重、甘油三酯、胆固醇、血糖等可控指标，尽可能优生优育。一旦发现畸形、异常，及时终止妊娠。

（3）观察病情变化。在服药期间，因为药物剂量及种类单一，患者很可能出现病情的波动，因此需要关注患者的病情变化，有无出现加重的情况，如有，需要立即就医。

（4）辅助措施。适当补充叶酸和维生素 K，同时避免吸烟、饮酒等不健康行为。

3. 遗传观察与症状监测

患者的孩子出生后，在婴幼儿时期，需要对其进行观察，看是否有发育的问题。青少年时期，密切观察他们的情绪、行为、思维是否异常，因为青少年是精神疾病发病的高峰年龄段之一，做到早发现、早诊治。

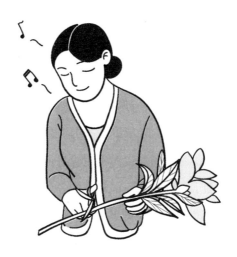

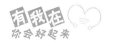

第六节

精神疾病复发的先兆

 作为家属，及早识别患者精神疾病的复发是非常重要的，比如患者出现睡眠障碍，特别是昼夜节律颠倒——夜间看书、写字、听音乐等，白天卧床不起；情绪不稳定，烦躁易怒，或者发呆、发愣等；突然否认自己有精神疾病，拒绝服药、就诊等。上述现象不一定都是复发的先兆，但家属要了解其可能的原因，及时向医生反映，做进一步的观察和处理。这样就有可能避免一次复发，或者使复发的时间延后、程度减轻。研究证明，复发一次对大脑功能影响越大，治疗效果也越差，对药物的选择难度也会越大。所以需要患者和家属一起努力，遵医嘱坚持用药，谨慎对待，减少复发。家属应帮助患者正确对待疾病，既不盲目乐观，也不消极悲观，正确面对可能遇到的各种歧视。帮助患者提高心理承受能力，学会对付应激事件的方法，发现并纠正性格缺陷。这些问题如果处理不好，都将成为导致患者病情复发的隐患。

一、案例呈现

小张的父亲有多年的精神疾病病史，起初是父亲高考失利后出现精神异常，后被诊断为"精神分裂症"。在接受了精神方面的治疗以后，小张父亲的病情得到了较好的控制，很长一段时间内都没有复发。但是当母亲生下小张以后，小张父亲的精神疾病复发而且变得难以控制，就算长期服用抗精神病药物治疗，可每到春、秋两季时病情仍然容易复发。病情复发后情绪就会变得暴躁易怒，总认为有人想要害小张及其全家，拉着家人东躲西藏，常说一些奇怪的话。为此，小张非常苦恼，想要知道如何尽早地识别父亲病情复发的征兆，好早点让父亲接受治疗，以免每次都是发病以后控制不住了才匆忙送往医院。

二、案例分析

据文献统计，季节因素、经济因素、心理社会因素、服药依从性差等是导致精神分裂症复发的主要因素，其中，服药不依从率达 45.31%，为最主要的影响因素，在复发者中，自行停药者占 54%～77%。维持治疗的患者，复发率为 40%，而没有维持治疗的患者，复发率高达 80%。有些患者因为怕"药物依赖"，或者怕药物伤脑、伤肝等而自行终止服药；有的女患者为了生

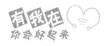

育，怕药物造成胎儿畸形，从而停止服药；有的患者谈恋爱或结婚时，隐瞒病情，怕对方发现而不敢服药……一旦长期停药，病情很容易复发。

1. 导致精神疾病复发的因素主要包括哪些？

· 季节因素

精神疾病患者多存在周期性行为紊乱，这种行为紊乱具有季节性特点，春季和秋季的复发率相对更高，因为机体分泌发生改变、气候对机体精神存在影响。

· 经济因素

低收入患者为了节省医疗费，会尽量缩短住院时间，选择居家控制病情，或者因为承担不了较高的医疗费用而在应持续治疗时选择间断性治疗，所以治疗有效性会受到影响，增加了复发的风险。

· 心理社会因素

社会对精神疾病患者的异样眼光，家庭对患者缺乏关心和支持，疾病导致患者认知功能下降、生活能力下降，都会让患者产生强烈的心理落差，对患者造成不良刺激。如果患者不能很好地应对，都会增加疾病复发的可能性。

· 服药依从性差

部分患者因为自我感觉良好，自认为病情已经改善，所以自行减少用药剂量，甚至干脆停药；或者认为持续用药机体会有不良反应，所以选择在病情得到控制后自行减药甚至干脆停药。部分患者在接受某类药物治疗无明显效果后自行更换其他各类治疗药物，或者因为医嘱中药物价格过高而自行更换为价格较低的同类型药物。自行减药、停药、换药、加药等情况均会导致病情不稳定，甚至复发。

2. 精神疾病复发的先兆

精神疾病复发早期最常见的症状有：

（1）情绪障碍：主要有烦躁、脾气改变、易激动、言语增多、易怒、反应迟钝等；

（2）行为障碍：主要有动作增多或减少、发呆、无故发笑、行为紊乱等；

（3）自主神经功能障碍：主要有食欲减退、乏力、出虚汗、心慌、头痛、头晕等；

（4）睡眠障碍：入睡困难、睡眠浅、睡眠质量差等。

精神分裂症复发的早期先兆主要有以下几点：

（1）自知力的动摇或缺乏。突然否认有病，拒绝服药。

（2）睡眠时间减少或过多。睡眠质量差往往是疾病复发的

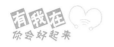

早期表现。

（3）生活能力减退，工作效率下降。懒散、生活无规律，疏远亲朋，兴趣减少。

（4）出现片段的精神疾病症状，如一过性的幻觉、妄想、言谈举止异常。情绪波动、情绪低落，可能是抑郁症的早期表现；情绪高涨、话多、热情、主动，可能是躁狂症的早期表现；懒散、言语行为不可理解，可能是精神分裂症的早期表现。如发现上述情况，则提示有疾病复发的先兆，需及时到医院进行复查。

3. 如何预防精神疾病复发

· 坚持药物治疗

患者病情复发的原因很多，其中最主要的原因是中断治疗。坚持药物治疗是最有效的预防复发措施，请患者和家人一定注意这点！抗精神病药物能够缓解患者病情，但因为无法根治疾病，所以在病情缓解后仍需要坚持用药治疗，家属要让患者真正认识到坚持用药对于预防复发的重要性，使之自觉依从持续性治疗方案。针对无法保证长期规律口服用药治疗的患者，医生可以为患者选择非典型或典型抗精神病药物，通过注射方法给药。

· 家庭支持和关爱

在预防疾病复发的过程中，家属要负担起更多的责任，帮助患者解决家庭与社会生活中的困难。例如：提醒患者按时吃药；

随时观察患者的情绪变化；给患者提供安静舒适的生活环境；主动和医生保持沟通；排解患者心中的焦虑和困惑等。患者家属尤其是父母、伴侣应给予患者足够的关心、支持，让患者感觉有依靠，提升重回社会的信心。鼓励患者参与社会交往，训练患者人际交往能力，通过预演、反馈、现场演示等方式提升患者社会交往能力。

·制订生活计划

鼓励患者每天做一些力所能及的家务或者工作，如扫地、洗碗、做饭、买菜等，让生活充实。安排好患者的作息时间，劳逸结合，保证充足的睡眠，在恢复期可以从事简单的工作。

·培养兴趣爱好

患者可以通过听有声书籍或阅读日常读物，与喜欢的人见面，找时间发展业余爱好或尝试新的东西，培养良好的生活习惯及兴趣爱好，如养花草、练书法、跳舞、唱歌、钓鱼等，丰富业余生活，减少疾病复发的可能性。

·进行社会功能康复训练

在给予患者药物治疗的同时进行系统的社会功能康复训练，如：日常活动训练、家庭生活技能训练、适当的体育锻炼和娱乐活动、社会交往技能训练等，能有效预防疾病复发，提高患者重

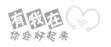

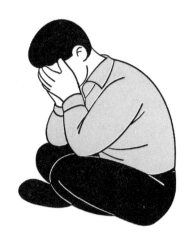

新回归社会的可能性。如有条件，可以去专业机构进行康复训练。

· **定期复查**

精神疾病是慢性疾病，治疗疗程长，在维持治疗的前提下，需定期到医院复查，在专业人员指导下，才能更好地保持病情稳定。定期门诊复查可以使医生连续、动态地了解患者病情，及时调整治疗药物，也可以使家属和患者及时得到指导，解除患者在生活、工作和药物治疗中的各种困惑。一般情况下，应一个月复查一次，如果有特殊情况，可随时就诊。

· **教会患者正确应对压力**

精神疾病可能会在短时间内使患者的能力下降，作为家属，教会患者正确面对能力下降带来的失落感，学会接受被歧视的可能，以好的心态面对人际冲突等显得尤为重要。如果家属引导起来很难，可以陪同患者到正规机构做心理治疗与咨询，帮助患者更好地应对压力。

·注意观察疾病复发先兆

入睡困难、易醒、多梦、注意力下降，学习、工作、社交能力无故下降，情绪不稳定，烦躁不安，无故担心，经常发呆，生活懒散，食欲减退，拒绝服药，原有精神疾病症状以及不正常的行为重新出现时，家属应该提高警惕，最好及时就医，切不可因马虎大意而耽误了治疗的最佳时机。

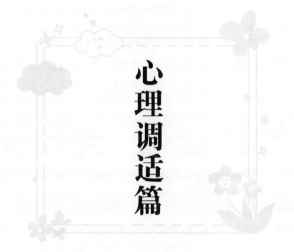

第五章

心理调适篇

有我在，你会好起来

任何家庭在遇到突发事件的时候，整个家庭都会处于应急状态，比如家庭成员中突然有人确诊精神疾病。此种情况下，在保证患者安全的前提下，作为一个照护者，也需要多关注自己的情绪。"我感到很焦虑，为什么他不听我的？我真的是为他好。""我感到很害怕，他这个样子以后怎么生活？""他的病一直反复，我真的快要崩溃了！"……作为医生，经常会听到很多精神疾病患者的家属对我这样说，我感到了他们的无奈、紧张和无措，他们会因为患者的疾病陷入泥潭。希望一些专业指导可以帮助他们以更好的心理状态照顾患者。

第一节

照顾他（她）是我的义务，
但我快崩溃了！

一、案例呈现

患者家属曾义新，是一个 35 岁男性，家里的开支（生活开销、孩子学费等等）都靠曾义新的收入来维持，他每月收入一万元左右。妻子刘慧患有躯体形式障碍。妻子父亲癌症去世后，妻子就开始特别关注自己的身体，担心自己也患癌。在一次与曾义新争吵后，出现胸闷、心悸不适，发作时心跳加快、坐立不安、满头大汗，甚至感觉自己快要"不行了"。当时也把曾义新吓得够呛，立即火急火燎地将妻子送到当地医院急诊科进行治疗，进行各种相关检查后也未查出来一个病因，曾义新就陪着妻子在医院进行了输液治疗。但之后妻子的这种症状反复出现，她开始担心，害怕是自己的肺部及心脏出现了严重问题。

夫妻俩刚开始认为小地方的医院可能医疗设备老旧，没能检

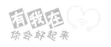

查出妻子的问题，所以就反复到各大医院就医，可奔波两个月后也未能查出妻子发病的原因。之后妻子情绪持续低落，担心自己的病治不好，渐渐地不愿与人接触，不愿与家属交流。随着这些症状加重，妻子睡眠也越来越不好，甚至产生想死的念头。近一个多月以来，妻子症状越来越严重，有时半夜三更发作，曾义新不得不打120送妻子去医院，可到了医院反复检查，医生的回答都是："你身体很健康，没有问题！"曾义新也很无奈，面对反复检查的昂贵费用，反复劝说妻子，告知她要放松，不要太在意，告诉妻子她并没有健康问题。可妻子并不这么认为，甚至每次去医院检查后看到检查结果仍认为医院医疗设施有问题，认为医生"不称职"，认为丈夫不认同自己，于是她开始和丈夫发生争执，这样的状态越演越烈，两天一小吵，三天一大吵，夫妻感情开始出现裂痕。妻子认为丈夫不相信自己，不关心自己。反复陪同妻子就医给曾义新的工作也带来了影响，他甚至一听到妻子说"不舒服"，就开始跟着心慌、烦躁、紧张。面对妻子这种状态，他也很"心累"，但每一次面对妻子发作时痛苦的样子，他也心疼，所以经常请假，甚至半夜三更陪同妻子到医院检查。检查不出来什么问题的时候，除了要面对妻子那种不信任和埋怨，又要面对长时间请假领导对自己"有意见"，第二天还要拖着疲惫的身体辛苦工作，曾义新感到身心疲惫。

心理压力加上妻子反复就医导致的经济压力，都重重地压在曾义新一个人身上，让他感觉很崩溃！他下班回家时，有时会忍不住在楼道角落处痛哭，回到家他也不知道如何去面对生病的妻子。慢慢地，曾义新睡眠也开始越来越不好，甚至需要服药才能入睡，情绪也开始变得不稳定。他很无奈，总是夜里对自己说："能有什么办法，我是她的丈夫呀！照顾她是我的义务啊！"

二、案例分析

是什么让丈夫曾义新感觉到"心累"和"崩溃"呢？

1. 丈夫对妻子疾病的不理解

面对妻子不断地求医检查，结果却均为正常，作为丈夫，他很难理解妻子的痛苦，只能劝妻子不要想那么多，想开点，甚至他觉得根本没有必要再去医院检查。丈夫在不断陪同就医的过程中，既要工作，又得照顾"没病"的妻子，不知道什么时候是个头儿，身体的疲劳、心里的烦躁、对妻子"病情"的担忧，让他身心俱疲。

2. 反复就医，花费巨大

妻子反复发病，不断就医，无法去工作，使得家庭的经济收入减少；重复做各种检查，求医成本却在不断增加。全家靠着曾义新每月一万元左右的收入支撑着。小孩的教育培训费用、家庭生活的各种开支、妻子反复"无用"的身体检查及治疗费，使得

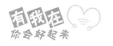

整个家庭的经济捉襟见肘。经济的压力让身心疲惫的丈夫心理更是雪上加霜。

3. 与妻子的关系紧张

当丈夫安慰妻子让她想开点时，妻子却认为丈夫不关心自己、不理解自己，他们会争执吵架，导致夫妻关系紧张。原因就是丈夫和妻子都站在各自的立场看问题。站在妻子的角度，她能感受到丈夫的不耐烦和不理解，虽然每次检查结果都没有问题，但是身体真的很难受，这给妻子带来更大的恐慌和焦虑：自己是否患了什么罕见病，医院查不出来？反复就医确实会缓解妻子的一部分焦虑，但妻子更希望得到丈夫的理解和关心。

站在丈夫的角度，认为就医那么多次都没有检查出问题，那就是妻子想多了，放松下来应该就会好的。但是妻子就是放松不了，有一点不舒服就反复检查，既浪费金钱，也浪费时间，作为丈夫，曾义新认为该做的都做了，但是妻子并不理解，甚至还认为自己做得不好、不关心她，所以在和妻子沟通的过程中，丈夫带着自己的情绪，希望能劝妻子做出改变，却发现事情变得更糟。

4. 工作压力大，身体受到损耗

曾义新反复请假陪妻子到处就医，经常晚上熬夜，第二天拖着疲惫的身体上班，人一天比一天疲倦。因反复请假堆积起来的工作也需要自己加班去完成。精神状态差，应付工作也显得很吃力，效率变慢，工作时间也拉得更长，工作开始出现差错，领导对他的意见也越来越大。曾义新变得越来越焦虑，甚至开始出现失眠，心理和身体在不断被消耗，最终形成恶性循环，让他不堪重负。

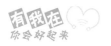

第二节

照顾好患者之前，
先照顾好自己

据调查，有 80% 的家庭一旦得知亲人患有精神疾病，家庭成员心理压力就会增大。对于长期照顾精神疾病患者的家属来说，所承受的负担和压力也会对他们自身的心理健康产生负面影响，甚至产生与这种负担和压力相关的高水平焦虑和抑郁，最常见的情绪就是紧张、焦虑、沮丧、内疚和愤怒，甚至感到束手无策。此外，家人在照护关系中还会产生强烈的失去感和被剥夺感，由于要承担更多的照护责任，他们自己的生活也会受到影响。

一、案例呈现

李妈妈离异，自己带着 15 岁的女儿生活。半年前，女儿患了双相情感障碍，到医院住院治疗后好转，回家后食欲明显增加，体重也不断增长。女儿很在意自己的体形，认为是服药导致身材走样，因此拒绝服药。很快，病情复发，她又出现情绪低落、无助、无望、无价值感，痛苦、绝望，甚至有不想活下去的想法。李妈妈很着急，希望女儿能接受药物治疗，但是女儿不同意。

李妈妈每天都很担心女儿的病情会加重，焦虑于女儿不愿意接受治疗；开始整夜整夜地睡不着，食欲不振，白天就守着女儿，害怕她做出伤害自己的极端行为；不断地想尽办法劝说女儿同意治疗，但每次谈到治疗时，女儿就会很激动，甚至会怪妈妈，说是她害得自己身材走样。李妈妈越来越担心、无助、沮丧，各种情绪都包围着她。她有时候会在厕所偷偷哭泣，有时候会想大叫，感觉好像已经到了崩溃的边缘。但李妈妈不想让别人看到自己这样不好的情绪，她认为这是懦弱的表现。

李妈妈不断告诉自己，还有女儿要照顾，一定要坚强起来，这些情绪不算什么，挺一挺就过去了。于是整个人绷得很紧，焦躁不安，会时不时心慌、头晕。李妈妈不知道自己怎么了，很怕自己也生病，可越这样想，头晕、心慌的症状就出现得越频繁，心情也变得更加紧张。

女儿有任何的风吹草动，她都会异常紧张，很担心有可怕的事情要发生，晚上睡觉的时候，会不断地去看女儿是否安全。几个月下来，李妈妈体重下降了10kg，腰部长了一圈的疱疹，异常疼痛，需要去医院就诊。李妈妈十分担忧如果自己去住院了，就没办法好好照顾女儿，担心女儿的病情会恶化。于是她故意拖着不去就诊，结果疱疹加重。女儿看到妈妈因为照顾自己而病情加

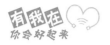

重，很自责，感觉拖累了妈妈，情绪也更加糟糕起来。

二、案例分析

1. 李妈妈是什么样的情绪状态？

李妈妈面对女儿不愿意药物治疗的时候出现了持续的紧张、担心，老是害怕有糟糕的事情发生，整夜睡不着，这属于焦虑情绪的表现。在劝说女儿失败后，李妈妈感到无助、沮丧，偷偷哭泣，感觉已经到了崩溃的边缘，这是抑郁情绪的表现。

2. 是什么让李妈妈的情况越来越不好的？

·女儿疾病带来的压力

李妈妈看到女儿病情复发，又不愿意配合治疗，这样的状况对她来说，是很棘手的问题。劝说了很多次，但没有什么效果，这让李妈妈压力倍增，因为在她看来，这个问题如果处理不好，就有可能会有严重的后果。所以李妈妈晚上不敢睡觉，时不时地去看女儿是否安全，白天也守着她，担心她干傻事。长时间的休息不好、进食不好，让李妈妈的免疫力有所下降，生病也是难免的了。

·未觉察到情绪给自己带来的困扰

李妈妈所有的注意力都在女儿的身上：女儿什么时候愿意接受治疗，女儿是否是安全的，女儿的病情是否有加重……却忽略和压抑了自己的感受——焦虑、抑郁，这些情绪就以另外的形式在她的身体上表现出来了，她出现了失眠、食欲下降、心慌、头晕等症状，而这些症状又加重了她的焦虑、抑郁情绪，形成恶性循环。

·不合理的应对方式

A. 李妈妈在面对女儿疾病所带来的压力的整个过程中，都是一个人默默地承担，孤军作战，缺乏支援，按照自己认为对的方式（守护、劝说）去应对，没有寻求帮助和资源。

B. 当发现效果不好的时候，没有调整方案，继续使用原有的方式应对，让自己的情绪变得越来越失落。

C. 当有情绪的时候，一味地激励自己挺一挺，没有及时处理和宣泄情绪，让情绪包裹了整个身体。

D. 没有合理安排好时间。李妈妈白天、晚上都是一个人守护女儿，一直处于压力源当中。

E. 不良的思考方式。尽管女儿情绪不好时，有不想活下去的想法，但是情绪平稳时，这种想法会消失，但李妈妈不管事情会不会发生，都会有灾难性的假设，这些假设让她陷入惶惶不可终日的担忧中，无法自拔。

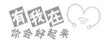

3. 李妈妈可以怎样照顾好自己呢？

· 学会自我情绪的识别

A. 当有情绪的时候，要去了解情绪背后的原因是什么，是由于什么人、什么事，事是在什么时候发生的。李妈妈情绪背后的原因是担心女儿病情会加重以及随之而来的后果。

B. 学会命名情绪。当很多情绪一起来的时候，很难去细分是什么样的情绪体验，但是可以把其中的基本情绪列出来，如恐惧、焦虑、高兴、悲伤等。

C. 评估情绪给自己的身体和生活带来了多大的影响，如有没有身体的不舒服（如疲倦、失眠、头痛、心慌、食欲下降等）；是否感受到生活质量受到了影响等。

D. 评估情绪（焦虑、抑郁等）持续的时间长短。如果情绪怎样都无法调整，持续时间超过 1 个月，就需要寻求比较专业的帮助。

E. 学会识别情绪的强度。如果按照 0~10 的分值来给情绪打分，0 分代表情绪非常差，5 分代表情绪正常，而 10 分代表情绪非常好（极端高涨、兴奋）。如果情绪接近 0 分或 10 分，且影响到自己或周围人的工作和生活，就需要到专业机构寻求帮助。

我们可以根据 GAD-7 焦虑筛查量表和 PHQ-9 抑郁筛查量表，对自己的情绪做初步的判断，看是否有焦虑和抑郁情绪。

在过去的两周里，你生活中以下症状出现的频率有多少？把相应的数字总和加起来，根据以下量表对自己做评估。

GAD-7 焦虑症筛查量表

序号	项目	没有	有几天	一半以上时间	几乎天天
1	感到不安、担心及烦躁	0	1	2	3
2	不能停止或无法控制担心	0	1	2	3
3	对各种各样的事情担忧过多	0	1	2	3
4	很紧张，很难放松下来	0	1	2	3
5	非常焦躁，以至于无法静坐	0	1	2	3
6	变得容易烦恼或易被激怒	0	1	2	3
7	感到好像有什么可怕的事会发生	0	1	2	3
总分：					

总分分类：

0~4，没有焦虑症，注意自我保重；

5~9，可能有轻微焦虑症，建议咨询心理医生或心理医学工作者；

10~13，可能有中度焦虑症，最好咨询心理医生或心理医学工作者；

14~18，可能有中重度焦虑症，建议咨询心理医生或精神科医生；

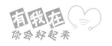

19~21，可能有重度焦虑症，一定要看心理医生或精神科医生。

PHQ-9 抑郁症筛查量表

序号	项目	没有	有几天	一半以上时间	几乎天天
1	做事时提不起劲或没有兴趣	0	1	2	3
2	感到心情低落，沮丧或绝望	0	1	2	3
3	入睡困难、睡不安或睡得过多	0	1	2	3
4	感觉疲倦或没有活力	0	1	2	3
5	食欲不振或吃太多	0	1	2	3
6	觉得自己很糟或很失败，或觉得自己让自己、家人失望	0	1	2	3
7	对事物专注有困难，例如看报纸或看电视时	0	1	2	3
8	行动或说话速度缓慢到别人已经察觉，或刚好相反——变得比平日更烦躁或坐立不安，动来动去	0	1	2	3
9	有不如死掉或用某种方式伤害自己的念头	0	1	2	3

总分分类：

0~4，没有抑郁症，注意自我保重；

5~9，可能有轻微抑郁症，建议咨询心理医生或心理医学工作者；

10~14，可能有中度抑郁症，最好咨询心理医生或心理医学工作者；

15~19，可能有中重度抑郁症，建议咨询心理医生或精神科医生；

20~27，可能有重度抑郁症，一定要看心理医生或精神科医生。

·接纳自己的情绪

李妈妈觉得焦虑、紧张、担忧等是不好的情绪，是懦弱的表现，很排斥，但是越是如此，这样的情绪反而会越强烈。李妈妈的焦虑、紧张、担忧等是因为女儿病情复发又不愿意配合治疗产生的，这样的情绪是面对事情正常的反应。因此，无论产生了多么糟糕的情绪，情绪本身都不是问题，最根本的问题就是李妈妈对自己"不好"的情绪的阻抗和负面的理解。

李妈妈要学会接纳自己的情绪，将之视为正常的反应，而不是懦弱的表现，你的确是在悲伤，你的确很不安，每个人遇到孩子生病又不配合治疗，都会有这样的情绪出现，情绪的出现是为了提醒她应该去解决面临的问题，而不是纠结于情绪本身。

·寻求帮助

在李妈妈长期独自照顾女儿感觉到疲倦、崩溃时，可以选择寻求其他家人或亲朋好友的支持，帮忙轮换照顾女儿，保证自己

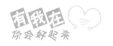

休息的时间。当情绪很糟糕的时候，及时找人倾诉和分担，转移部分压力出去。

根据案例中的情况，李妈妈需要寻求专业人员的帮助，一起帮助女儿正确认识疾病治疗的重要性，由专业的医生帮助女儿选择满足她需求的治疗方案（不增加体重的药物治疗），促使其配合治疗。

· 及时宣泄情绪

李妈妈持续焦虑、沮丧和无措，使自己陷入更糟糕的境地，适当、及时的宣泄可以将不良的情绪释放出来，使压抑、紧张的情绪得到缓解。如运动、大声喊出自己的担忧、和朋友诉说、打沙袋或是枕头、痛哭、写心情日记等。

· 正确认识女儿的疾病，做好打持久战的思想准备

要认识到精神疾病是一种慢性复发性疾病，它的康复是缓慢的过程，病情也是反反复复，有起有落，家属要做好打持久战的准备。当病情不稳定的时候，不着急，不担心，知道这样的状态是康复的必经之路。作为患者家属，只有照顾好自己，才能更好地照顾患者。

· 学会放松方法

A．呼吸放松法

什么是呼吸放松法？呼吸放松法是一种通过调整呼吸来缓解紧张、焦虑情绪的方法。呼吸放松法简单易行，可以在任何时间、任何地点使用，可以站着用、坐着用，也可以躺着用。只要你感到紧张焦虑时，就可以用，用了就可以感到放松。

用呼吸放松法缓解失眠，总共分五步：

第一步：准备。安静的环境有利于你集中注意力在呼吸上，确保自己不会被打扰后，选择一个让你觉得舒服的姿势。

第二步：吸气。缓慢并深深地用鼻子吸气，缓慢、均匀地把气吸足，吸到不能再吸为止。注意不是一口气吸满，而是分几次

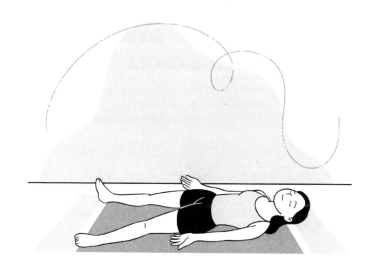

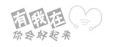

缓慢、均匀地把气吸满。

第三步：屏息。吸气吸满后，屏住呼吸 1~2 秒钟，体会屏住呼吸的这种感觉。

第四步：呼气。缓慢而均匀地把肺里的空气用嘴巴呼出去，呼到不能再呼为止。注意不是一次把气全部呼出去，而是分几次缓慢、均匀地把气呼出去。

第五步：练习。重复这个呼吸放松练习，缓慢、均匀地吸，再缓慢、均匀地呼，每次 10 分钟。

B. 冥想放松法

躺在床上，闭上眼睛，放着有流水声和鸟叫声的轻音乐，设想自己是在大自然界最宁静的地方，比如说漫步在美丽的大草原上，看到各种野花随风摇曳，牛羊在安静地吃草，麻雀叽叽喳喳地从头顶飞过，你看到了蓝天白云，内心愉悦，想着想着，你感觉到了困意，觉得烦恼和忧愁都被清风带走了，无比地轻松。

第三节

被错待的"苦行者"

对精神疾病，很多人都会把它和"暴力""危险"这样的词联系在一起。其实很多时候，这种"污名化"反映的是人们对疾病片面的理解，对它带着某种不安和恐惧。生活中，人们普遍在内心深处更能接受自己生理上的疾病，因为只是"病了"而已，而对精神、心理上的"疾病"则不然，人们常常用"心理有问题""脑子有病""神经病""疯子"等来形容这样的疾病，带着明显的贬义。因此，精神、心理疾病的患者往往有很强的"病耻感"，觉得自己生病就是一种"耻辱"，无法对外界言说。这种"病耻感"继而影响着很多精神疾病患者家庭的对外求助之路。

一、案例呈现

患者小君，今年 31 岁，父亲因病去世，同母亲、哥哥生活

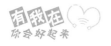

在一起。哥哥因工作原因常常不在家,小君平时与母亲关系好一些,依赖母亲,母亲到哪里就要跟随到哪里,觉得跟母亲在一起才有安全感。母亲在事业单位上班,是一个小领导。在母亲眼中,小君从小性格内向,是一个乖巧听话的孩子,学习成绩很好,母亲和同事提及自己的孩子时都感到非常骄傲。小君和邻居小孩相处得也很好,邻居也都非常喜欢小君。小君高中时开始出现不安全感,担心有人要害自己,对周围事物敏感多疑,总觉得周围的人说话是在议论自己,走到哪里都有人监视自己,有时凭空出现幻听,偶有言语混乱,有时感到烦躁,不愿意主动社交。

小君妈妈发现了他"不正常"的言行,但她不敢向周围人求助,担心别人知道自己家中那个很乖的小孩"生病"了。她也不带小君去精神病专科看病,仅求治于一般医院的内科或神经内科,或私下找精神科医生,还要叮嘱医生替他们保密,甚至她还抱侥幸心理,希望小君可以不治而愈。这样的误区导致小君病情加重,在学校和同学的关系越来越差,小君总是觉得同学都在议论自己,在家总是担心有人会加害家人,经常敲邻居家门和邻居理论,惹得邻里鸡犬不宁。在一次家长会期间,小君突感周围人在议论自己,担心有其他同学要害母亲,突然对同学大打出手,导致同学受伤严重。老师及学校领导了解情况后得知小君患了"精神分裂症",小君妈妈各种赔礼道歉,做相关解释,换来的却是其他同学及家长嫌弃的目光。学校要求小君妈妈及时带小君到心理治疗机构就诊,休学治疗。小君患"精神分裂症"的消息随即传开,连邻居见到他们母子俩都退让三分。小君母亲单位的同事知道此事之后对她也是议论纷纷，他们讨论这种病是否遗传，会用奇怪的眼光打量她，看她是不是也不正常。小君哥哥也担心小君的疾病会耽误自己前途，担心自己处的对象嫌弃自己家里这个"神经病"，便开始长时间不回家，故意与小君拉开距离。小君母亲慢慢地越来越沉默，经常躲着邻居和亲友。

二、案例分析

1. 是什么让母亲变得沉默、躲避亲友呢？

·周围的人对小君疾病的歧视

学校的老师和同学发现小君的异常情况后，明显表示出来排斥和害怕，小君没办法上学，只能休学在家。母亲担心小君以后不能返回学校，也担心以后会被同学和老师区别对待，背上了心理包袱。

小君怪异的行为，让邻居和母亲单位的同事也对母子俩指指点点，邻居们慢慢地疏远和孤立了这家人，同事们会用奇怪的眼神打量母亲，让她很伤心和委屈。

小君的亲哥哥因为小君的疾病，不愿意回家，担心弟弟的病情被其他人知道后影响自己的前途。母亲要一边工作，一边独自承担着照顾小君的责任，承受各种歧视、不理解和疏离。所以母亲面对各种的排斥，选择了沉默和逃离。

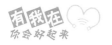

·母亲对小君疾病的难以接受

母亲在觉察到小君不太对劲的时候，不愿意接受他有精神方面的疾病，不敢直接找精神科医师看病，母亲和周围的人一样有"病耻感"。当小君的病情越来越严重的时候，母亲才不得不接受儿子是个精神疾病患者的事实。母亲内心是崩溃和绝望的。

2. 小君母亲该如何应对歧视？

·认识精神疾病

母亲需要去专业机构了解精神分裂症这种疾病有哪些表现，疾病的治疗方案有哪些，病程的长短，疾病的预后等，充分了解后，能更全面地认识疾病，减轻对疾病未知的焦虑，也让自己学会理解小君一些让人难以理解的奇怪言行，比如命令性幻听会导致他产生攻击的行为。母亲可以运用掌握的知识帮助小君接受医院的治疗，促使其尽快康复。

·接受小君所患的精神疾病

对于母亲来说，应承认小君患了精神疾病，接受他异常的言行，明白这些异常的言行只是这种疾病的症状而已，就像感冒会咳嗽、鼻塞、流鼻涕一样；接受这种疾病会有漫长的治疗和康复过程；接受它可能让小君有一段时间不能正常学习和生活，疾病好转后也需要维持治疗，在相当长的时间内小君很难恢复到最佳状态。接受这些事实后，母亲可以更坦然地面对小君的各种"症状"。

· 直面外界的歧视

外界对精神疾病的偏见与歧视是社会上长期形成的观念，要想改变它需要很漫长的时间，面对这样的社会环境，要做好充分的思想准备，并接受这样一种现实。也要明白，大多数人对精神疾病患者并没有恶意，他们只是不了解精神疾病是怎么回事，因为无知而心存恐惧，产生疏离和排斥。

· 忽略外界的评论，充实生活

母亲在听到有声音在评论小君或自己的时候，应学会忽略它，因为越在乎，情绪受影响的程度就越大。学会告诉自己："嘴长在别人身上，咱也管不住，他们之所以议论，是因为对疾病的无知而已。不相干的人，我又何必在乎他们说什么呢，我只需要做好自己就好。"

母亲可以安排好自己和小君的生活，让小君在康复期做力所能及的事情，陪伴小君参与一些娱乐活动，如骑行、看电影等，让生活充实起来，更利于疾病的康复。

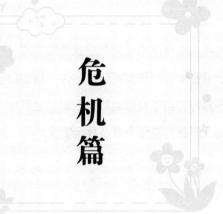

第六章

危机篇

有我在，你会好起来

精神疾病患者常常受疾病症状的影响或一些外界刺激而出现各种各样伤害或破坏事件、自伤自杀行为、出走行为等，若不及时治疗，会对社会秩序造成一定的影响，严重的甚至会危及社会安全。

精神疾病患者造成社会危害的重大新闻举例：

1. 2015 年 5 月，网络曝出一段监控视频，视频中，一个 3 岁小孩正在街边扫地，突然一男子冲上来，重重一脚踢倒小孩，还用扫帚猛打孩子，行径残忍至极！据新闻报道，事发时，孩子父亲不在家，母亲带孩子在舅舅的店外玩耍，不料遭遇不测。经洛川县人民医院检查，孩子左侧颅骨骨折，全身有多处软组织挫伤，心理创伤较为严重，无生命危险。施暴者王××，1986 年出生，被警方控制后调查发现其为精神疾病患者。当天他还对一名 57 岁的焦姓妇女进行殴打，导致女子髋骨骨折。据王××的二哥说，看了弟弟打小孩的视频，"恨不得杀了他"，可他又说弟弟是因为有病，真不是故意的。9 年前王××被发现"不正常"，一家人都饱受折磨，他们已经尽力尽到监护义务了。父亲也不愿多谈儿子打人的事，只是默默地流泪。

2. 2020 年 7 月发生了"安顺公交车坠湖"事故。公交司机张××事发当日要求提前与对班司机交接班，在交接班之前张××在小卖部买了白酒和饮料，将白酒倒入饮料瓶，然后用黑色塑料袋装好带去交接班。公交车到达火车站终点站，乘客全部下车后，张××与其女友微信语音联系，流露出厌世情绪。之后张××在行车过程中，趁乘客到站上下车时，饮用了饮料瓶中的白酒，在公交车行驶至西秀区虹山水库大坝时，先是降低车速，躲

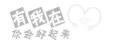

避来往车辆，后突然转向加速，横穿 5 个车道，撞毁护栏，冲入水库。事件致 20 人当场死亡，1 人经抢救无效死亡，15 人受伤，1 人未受伤。该事件作为一起报复社会的恶性案件，暴露出的是一个社会问题——关注精神健康可阻止危害行为的发生。

第一节

什么是精神疾病的危机状态

危机状态是指突然发生的，威胁生命安全或损坏物品的一种状态。

什么是精神疾病危机状态？

精神疾病危机状态是指突然发生的，患者无法自控的，可能危及自身、他人生命安全或损害物品的状态。精神疾病患者常常由于受疾病症状的影响或承受了严重精神刺激而出现这种危机状态，包括各种各样的伤害或破坏事件，自伤、自杀行为，出走行为，及因疾病或者药物副作用出现的跌倒行为。

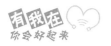

第二节

精神疾病危机状态的
类型和表现

精神疾病患者存在的危机状态常见的有暴力行为，自伤自杀行为，出走行为，以及相关的跌倒行为。了解不同的危机状态的表现，可以帮助我们及时预防危机行为的发生。

精神疾病危机状态——暴力

近年来，精神分裂症患者的攻击和暴力行为已经成为日益严重的社会性问题。一些研究明确指出，具有攻击和暴力行为患者的共同点是存在酒精或者毒品滥用和（或）违背医嘱不使用抗精神病药物。有研究证明，患者在家中出现攻击和暴力行为的比例较高。

暴力行为是指精神疾病患者在疾病症状的影响下突然出现的攻击行为，该攻击行为具有极强的爆发性和破坏性，会对攻击对象造成不同程度的伤害，甚至危及生命。精神疾病患者在疾病症状和个性特征等各种因素影响下出现的暴力行为具有突发、多变、凶狠、残暴、后果严重等特点，时有发生且难以预测，严重威胁患者自身和其他人的人身安全。

一、案例呈现

两年前，患者小雨大学一年级时，开始出现幻听，那些"声音"总是让自己去死或者让自己去伤害别人，仿佛有人监视自己。在医院被诊断为"精神分裂症"，经治疗好转后出院。出院后的小雨坚持服药 1 年后，体重明显增加，小雨担心自己会越来越胖，开始对吃药有了抵触，父母因工作忙，也没有时间监护小雨服药。之后小雨就间断性服药，到后来甚至直接自行断药。

一年前，小雨病情复发，又觉得有人要害自己及家人，要求家里人赶紧搬家，学习也不能继续。家属将小雨从学校带回家，回家后小雨否认有病，拒绝服药。小雨常告诉父母，有人跟踪自己，感到害怕，会哭泣，情绪波动大，扬言要将害自己的人全部杀死。父母为此经常反驳小雨，甚至骂他疑神疑鬼。慢慢地，小雨开始认为父母也要害自己，经常在家来回走动，深感不安，为了保护自己，他身上随时揣着一把水果刀。时常和父母吵架，情绪激动，莫名发脾气毁物发泄。有一次，小雨突然行为怪异，在屋内来回检查，看父亲时眼神凶狠，反复要求母亲看着父亲做饭，担心父

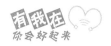

亲在自己饭菜中下药。母亲并没当回事，认为他只是"不正常"，随后在刚坐下吃饭时，他突然破口大骂父亲，反复握拳。父亲也很生气地吼道："我下班那么辛苦回来给你做饭，你说我要害你，你个白眼儿狼！"父亲气得起身离开，小雨情绪激动，以为父亲要伤害自己，于是在将桌子掀翻后，从包里拿出水果刀刺向了父亲，好在被母亲及时拦住，父亲腹部只受了皮外伤。

二、案例分析

1. 是什么导致了小雨暴力行为的发生呢？

·精神疾病症状

小雨被诊断为"精神分裂症"，他的冲动与暴力行为主要是受幻听和妄想影响所致，老感觉有人要害自己，使其产生自卫意识而攻击他人。

·情绪方面的原因

小雨觉得耳边一直有声音在跟他说话，甚至命令他去死，使他很烦躁、愤怒、恐惧，极度没有安全感。他一直处于应激状态，因此，当他感受到害怕的时候，很容易做出不理智的危险行为。

2. 小雨暴力行为出现前，有什么样的先兆?

·行为表现方面

小雨莫名发脾气、砸东西，看着父亲时眼神凶狠，反复握拳，在屋内来回走动检查，在身上揣着刀等都是发生暴力行为的先兆。他的这些行为是为了缓解自己的害怕——来回检查是为了确认有没有不安全的因素，发脾气是在威慑那些想"害"他的人。如果忽略了先兆行为，就有可能造成严重的后果。

·言语方面

小雨在暴力行为发生前，和父母说过有人要害自己，并说要杀死害自己的人；也曾经暗示过母亲，父亲也是迫害自己的对象，并对父亲破口大骂。但父母都忽略了小雨的话，只当他是说说而已。因此，当患者出现言语威胁时，一定要引起重视。

·情绪方面

小雨反复出现的幻听带给他焦虑、恐惧和烦躁，这些情绪交织在一起，让小雨情绪不稳定，提示他将逐渐失去控制。

3. 面对患者的暴力行为时应如何处理?

·要有自我保护意识

当发现小雨有暴力先兆出现时，要引起警惕，与他保持一定的安全距离，以防小雨出现突然的冲动行为。有很危险的冲动行

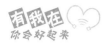

为发生时，如患者带工具行凶，家属应该立即离开危险环境，保证自身安全。

·寻求帮助，有效控制局面

当小雨出现如攻击他人、破坏物品等暴力行为时，首先要学会寻求周围人的帮助，或是寻求相关部门的帮助，不要试图一个人去控制局面，否则容易使自身陷入危险当中。照护者应与患者保持约 1 米的安全距离，并且站在有利于控制患者的位置，从背后或侧面阻止患者的冲动行为，不可迎面阻拦，以保护患者及自身安全。用简单、清楚、直接的语言提醒患者暴力行为的结果。

·保持友好的态度

小雨对父母不信任，担心父母迫害自己，所以，父母与小雨说话时，要保持友好的态度，尽可能化解小雨对他们的敌意。避免用指责、抱怨的语气，以免刺激到小雨，发生不必要的冲突。

·安排患者接受专业治疗

小雨的暴力行为，主要是受疾病症状的控制，因此，应尽快安排患者接受专业治疗，使症状得到缓解，暴力行为才会随之减少或消失。

206

·创造安全环境

作为小雨父母，一定要管理好各种危险物品，如棍棒、刀具、绳索等物品，这些均容易成为患者暴力行为的武器。

暴力行为在精神疾病患者中是最为常见的危机事件，不仅严重影响患者自身的健康和安全，也会威胁他人的安全和社会秩序。因此，作为精神疾病患者的家属，必须掌握以上这些技能，对患者的暴力行为进行有效的预防和处理，将其消灭在摇篮里。

精神疾病危机状态——自伤、自杀

世界卫生组织提供的数据显示，世界范围内每 40 秒就有一个人自杀，每年有超过 80 万人死于自杀。抑郁症患者自杀行为的发生率为 28.5%~63.7%，而有自杀行为的人群中，50%~75% 患有抑郁症。精神疾病患者的自杀率高于普通人群数十倍。因此，采用适当的措施预防精神疾病患者的自杀是作为患者家属的重要任务之一。

一、案例呈现

患者小白，男性，18 岁，性格内向、敏感、多疑，很在乎别人的看法，经常因为同学的言语而生气，所以和同学的关系不

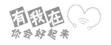
好，感觉被同学孤立，也不被老师待见，就不想上学，父母没有办法，只有让他休学在家。小白每天在家玩游戏，从早玩到晚，有时候会玩通宵，父母反复劝说无效，反而变本加厉，每天晚上都要玩到凌晨三四点才睡觉。父母无奈之下将家里的网断了，小白情绪很激动，用手捶墙，与父亲争吵后用拳头捶父亲胸口。事后小白又感觉到后悔、自责，逐渐出现情绪低落、无价值感，感觉自己像个废物，对周围的事物不感兴趣，游戏也不想玩了，睡眠很差，脾气也变得暴躁。他经常觉得生活无意义，偶尔出现与家人争执后跑到马路中间等着被车撞的极端行为，觉得活着没意思。还经常在心情日记里写下内心的痛苦、绝望，表达想离开世界的决心。

父母决定带小白去医院就诊，但他只想把自己藏起来，不想见人，不想见阳光。后来在父母的强烈要求下去了医院，诊断结果为抑郁症。当小白知道自己被诊断患有抑郁症时，不愿意

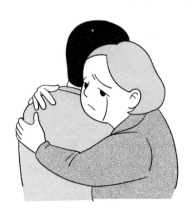

接受，觉得自己的人生"毁了"，得了不治之症，更加拒绝去专业机构进行治疗。小白心情糟糕时，就采取割腕、撞墙等方式应对，每次这些行为让自己产生了疼痛感时，他反而觉得很舒服，觉得这样可以缓解自己的烦躁。父母很伤心，劝他不要这样，小白就选择隐蔽的方式自残，如割大腿。母亲发现小白曾在网上和网友讨论死亡的方式，学习怎样购买安眠药、炭等，很震惊，哭着让他不要这样，小白只是沉默应对。

一次，小白在路上偶遇以前的同学，被同学嘲讽是"神经病"。小白情绪崩溃了，打电话向母亲告别，准备在家中用刀割腕自杀，母亲非常震惊和伤心，不断地乞求小白不要这样做，告诉了小白她的担心和痛苦，并表示希望陪着他一起面对困难。小白犹豫的同时，母亲及时赶回家中，制止了悲剧的发生。

二、案例分析

1. 是什么导致小白选择自伤、自杀的极端方式呢？

· 疾病因素

小白所患的是抑郁症，抑郁症最常见的表现是情绪低落、内心痛苦、反应慢、能力下降、自我评价低、无助、无望、无价值感。疾病本身让小白怎样都无法开心，内心崩溃，找不到生活的意义，每天最痛苦的事就是活着，所以他选择了自伤、自杀。

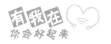

·灾难性的思维方式

小白在提不起兴趣、情绪低落的时候，会想到自己是一个无用的人，是个"废物"；当知道自己患上抑郁症时，想到的是自己得了不治之症，人生毁掉了。小白会因为一点的不顺利，就对自己和未来进行全盘否定，认为事情一定会变得更糟糕，并为此感到痛苦、绝望。他的这种思考问题的方式就是"灾难性思维"。

灾难性思维使人经常过分沉溺于消极的思维中而无法自拔，也就是大脑里不停地思考一些不好的事情，特别是自我攻击、自责甚至自罪的想法。如下面的例子：

我提不起兴趣，什么也干不了，我是个废物。

抑郁症治不好，我的人生毁了。

我考试考不好，意味着未来肯定一事无成。

·心理社会因素

小白在学校被同学孤立，让他觉得孤独和沮丧，加上老师的不待见，他感觉自己再次被否定，没有价值感。面对同学对疾病的不理解和嘲讽，小白感受到了被排斥和歧视；父母对小白的行为不理解，与之发生的冲突让他痛苦、自责。各种因素累积到一起，让小白不堪重负。

·不当的应对方式

小白遇到压力、挫折，被同学孤立，先想到的是逃离，不上学；面对父母断网的措施，直接发脾气捶墙，与父亲吵架；得知患抑郁症后拒绝治疗；情绪不好时，选择自伤、自杀等方式处理。小白面对问题时的应对方式要么是逃避，要么是暴力等极端方式，只会让事情变得更糟。

2. 小白在自伤、自杀前有什么样的先兆？

·情绪状态异常

小白在自伤、自杀前会或有明显的情绪低落，或是遇到过引起情绪不稳的应激事件（被否定、被指责等）。因此，当类似情况发生时，作为家长需要密切关注小白的言行，关注他身上有无伤痕。

·讨论消极话题

小白在网上和其他人讨论与自伤、自杀相关的问题，如用什么方式自残感觉更痛快，选择什么样的方式自杀更决绝等。这些都是自伤、自杀的危险信号。

·购买危险物品

小白曾在网上学习买一些危险物品，如炭和安眠药，准备做出极端的行为。这里所说的危险物品还包括刀、绳子、农药等可以伤害自己的物品。这些也是自伤、自杀的先兆。

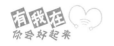

· 交代和告别

小白在心情日记里写下内心的痛苦与绝望，表达出想离开这个世界的决心；在自杀前给母亲打电话告别，留下遗书——这都是小白在对这个世界做最后的交代和告别，也是自杀前最后的预警。

这些信号的发出是预警，也是求救。因此，作为家人一定要关注患者是否有一些危险的先兆，如果有，就需要及时处理或寻求专业帮助。

3. 面对小白自伤、自杀的极端想法，该怎样和他交流？

· 清晰地表达自己的担心

当父母留意到小白出现了自杀的预警信号时，他们可能想对他说点什么，却仍有所顾虑——万一猜错了怎么办？万一他因此生气又该怎么办？但其实，每个谈论自杀或发出其他预警信号的人，都急需得到援助。并且，他们越早得到援助，自杀干预成功的可能性也就越大。

如果父母不敢确定小白是否真的有自杀倾向，最好的办法就是直接询问。向小白展现出父母的关心和在乎，这并不会让他更想要去自杀。事实上，父母的询问可能正好给了小白表达自己情绪的机会，这可以减轻他的孤独感，帮助他排解压抑的负面情绪，且有可能阻止自杀行为的发生。

如何开启一段关于自杀的谈话？

"我最近有些担心你，感觉你的情绪好像很不好，我不知道我的猜测是否正确。"

"我最近注意到了你的一些变化，想问问你还好吗？"

"我想来关心一下你的状态，但是又怕你生气，我只是想知道你感觉怎么样了。"

这段话可以帮助你和患者建立关系，表达你的关心。

你还可以这样询问：

"你是什么时候开始有这种感觉的？"

"是因为最近发生了些什么事情，才让你开始有这种感觉的吗？"

"我能做点儿什么可以让你好受些吗？"

"我现在做些什么才能更好地帮到你？"

这段话在了解患者病情背后的原因，以及患者本人是否想得到帮助。

你也可以这样说：

"你并不是孤身一人，有我陪伴着你。"

"虽然我可能无法完全感同身受，但是我很关心你，并且很希望能帮助你。"

这段话让患者知道他不是一个人，而是有力量在背后支持自己，让他感受到支援和温暖。

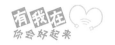

·交流要有"五要素"

A. 真诚自然：父母和小白交流时要让他知道父母是在乎他的，他并不是孤身一人。因此，比起找到最妥帖的措辞，让对方感受到你的关心才是更重要的。

B. 学会倾听：父母在与小白建立起信任以后，要学会倾听小白内心所有的不满和委屈，无论内容是否听起来非常消极、负面，只要做到倾听就好。小白如果愿意倾诉，就证明他想得到帮助，并且信任家人，这本身就已经是一个积极的信号。

C. 不带评判地共情：无论小白有多么不可思议的想法，作为父母都不能去评判和否定小白的想法，能做的是理解他，理解他被同学孤立时是委屈和孤单的，理解他被同学歧视时是痛苦和无助的，也理解小白的需求是希望被理解、被同学认可。

D. 给予希望：父母应告诉小白这是一种疾病，是疾病就可以得到治疗，痛苦的症状只是暂时的，可以让小白听听专业的医务人员的建议，共同探讨适合自己的治疗方案，给小白希望。

E. 认真对待他的情绪：当小白对父母说"我真的好沮丧，我没办法继续坚持下去了"之类的话时，请父母一定要重视他的情绪，了解他正在经历什么，是否有极端的念头，鼓励他学会倾诉。

·交流切记"四不要"

A. 不要与之争论：面对患者的消极想法，不要直接说你这是错的、不负责任的想法，这样的争论，只会让患者感受到不被

214

理解，加重他负面的情绪。

B．不要说一些看似安慰的话：不要在没有了解患者任何信息的情况下，说以下的话，如"你要加油""你想开一点就会好起来""生活这么美好，要珍惜，好好活下去！"

这些话虽然也是在安慰患者，但是往往会让患者感受到不被理解的难过。

C．不要表现得震惊、错愕：面对患者自杀的想法，不要表现出惊讶，并对生命的价值做长篇大论的说教，或极力证明自杀是错误的。这样只会增加小白的反感和排斥。

D．不要承诺为他的自杀倾向保密：当知道患者有危险想法时，不能向他承诺保密这样的事情，为了确保患者的安全，作为家长或是朋友，需要向精神健康专业人士寻求援助，并咨询解决办法，来共同保障他的生命安全。

·迅速做简单评估

以下问题可以帮助你评估一个人自杀的直接风险：

你是否有一个自杀的计划？

你是否有执行自杀计划所需的工具？

你是否知道自己会在什么时候执行自杀计划？

你是否有结束自己生命的意图？

自杀风险评级：

初级：有了一些想要自杀的念头，但尚未做出自杀的计划。

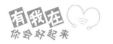

表示自己不会尝试自杀。

中级：有自杀的念头，做出了模糊且致命性较低的自杀计划。表示自己不会尝试自杀。

高级：有自杀的念头，做出了具体且致命性高的自杀计划。表示自己不会尝试自杀。

特级：有自杀的念头，做出了具体且致命性高的自杀计划。表示自己将要实施自杀行为。

4. 小白有自伤、自杀想法时，父母该怎么处理？

·提供安全的环境

当了解小白有消极想法时，为防止他会伤害到自己，家里需要将刀、剪刀、绳子、玻璃、药物等危险物品管理好，放在小白拿不到的地方，小白点的外卖、买的物品都需要注意检查，看看有没有危险物品。尽量保持家里环境的安全。

·说服小白接受专业的治疗

小白的父母需要说服他接受专业的治疗，请医生告知他治疗的好处，提供不同的治疗方案给他选择，让他有掌控感，促使他产生接受治疗的动机。

·掌握小白自伤、自杀想法出现的时机

父母需要了解小白在什么时候会有自伤或自杀的想法，在

出现这样想法的时候是怎么做的。当小白再次出现危机状态先兆时，父母要密切观察他的动向，看有无危险行为，做好预防准备。

· 观察小白的情绪动态

密切观察小白的情绪变化，如果有情绪很低落的时候，父母应及时表示关心，默默地陪伴守护，既让小白感受到家人的关心，又让他没有机会伤害自己。

· 引导小白正确应对自伤、自杀想法

父母坦诚地与小白谈论自伤、自杀想法，告诉小白疾病会让他经历强烈的情感痛苦，会扭曲他的思维，因此只会想到自杀来解脱，这并不是说其他解决方案不存在，而是他目前无法看到它们，大多数人寻求帮助后，症状都有改善。所以当糟糕的情绪和想法来的时候，都可以寻求父母或是其他人的帮助。

5. 小白出现自伤、自杀危机行为时，父母该做出怎样的反应？

· 立即寻求帮助

母亲在接到小白告别电话时，立即赶回家，阻止了危险行为的发生，这是幸运的。但有时候，家人可能没办法第一时间赶回家里，这时候一定要立即寻求帮助，调动所有可能的资源，如附近的派出所，住在周围的亲戚、朋友，甚至是物管等。

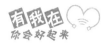

· **主动提供支持**

当接到小白的告别电话时，母亲很快做出了反应，说愿意陪着他共同面对困难，让他不要害怕，小白感受到了母亲的支持，所以犹豫了，这给母亲争取了一定的时间，让母亲可以及时阻止悲剧的发生。

· **评估患者的身体状态及身体受伤害的程度**

如果患者做出了自伤、自杀的危险行为，应立即评估患者的身体状态，如呼叫其名字，看患者是否能应答；触碰患者身体，看其是否有反应；观察患者口唇颜色是否正常。如果答案是"否"，需要立即呼叫120。

查看患者身体是否有外伤，外伤是否有出血，如果有出血请使用干净的纱布或是毛巾压在出血的伤口上，压迫止血。如果出血量不大，压迫就能止血，而后，立即带患者去就近的急诊科处理伤口。

· **询问自伤、自杀的方式**

如果患者清醒，需要耐心询问患者，是采用什么样的方式伤害自己的，以备就医时为医生提供治疗依据。

精神疾病危机状态——出走

　　除了自伤、自杀这些危险行为外，作为家属及照护者，还需要警惕精神疾病患者的出走行为。精神疾病患者有时候会受症状的影响，没有安全感，所以会离家出走，躲到自认为安全的地方去；有时候可能是因为和家人发生争执，情绪愤怒、悲伤，想逃离家庭而出走。他们要么情绪不稳定，要么受疾病症状控制，出走有可能给他们带来不可预料的后果。因此，精神疾病患者家属必须要了解与患者出走行为有关的信息，对其危险行为尽早进行防范。

一、案例呈现

　　患者小希，女性，20岁，在校大学生。两年前在学校出现言行紊乱，自语自笑，嘴里常念叨"我得罪了某某，他要害我，我在家会影响家人""我要离开"等。学校老师电话联系家属后，家属将其接回家中。

　　小希曾莫名离家出走过一次，最后自行回家了，父亲询问她时，她称有人命令自己离开家。家属对小希的异常言行不能理解，也未重视，觉得小希只是一时受到了什么刺激，认为让她在家好好待一段时间，"想通了"就好了。之后发现她病情越来越严重，

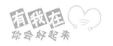

父母跟小希商量让其住院，不料她情绪激动，认为父母想把自己"送到疯人院关起来"，感到害怕，大声哭。父母见状马上妥协，认为这样确实伤害了小希。

一天，父母外出上班，将她独自留在家中，其父回家后发现她不在家中，认为她只是出去玩了。直到母亲晚上回家发现她还未归家，询问其父，他们才发现事情没那么简单，慌忙出门寻找了几个小时未果，发动周围邻居、亲戚一起找，仍未果。到派出所报案后，警察告知他们，小希这种情况，"失踪24小时后才能立案调查"，父母突然情绪崩溃，大声痛哭，父亲对自己之前的大意感到自责，母亲边哭边埋怨派出所不作为。警察给予其父母解释后，家里其他亲戚将其父母带回家中。8小时后，小希自行回到家中，父母发现她衣服裤子很脏，口中还一直念叨"我没有罪，不要再来伤害我了"。父母心中的大石这才放下，这才意识到"孩子是真的生病了"，第二天就将小希送到精神卫生中心门诊治疗，小希被诊断患有精神分裂症。

二、案例分析

1. 是什么原因让小希离家出走的呢？

·疾病因素

小希反复强调有人要害自己，很紧张、害怕，这是精神疾病中比较常见的症状——被害妄想，当小希感受到极度的不安全时，她就会想办法逃离她认为的危险环境。因此她逃离了家。

·对疾病认识不足

父母在小希描述有人要害自己、显得害怕紧张时，并没有重视小希的情况，只是认为她一时受刺激了，想通了就好了。小希在父母那里没有得到帮助、没有获得安全感，只能选择以自己的方式解决问题。小希曾离家出走，而后自行回家，父母对这件事不以为然，导致了小希的第二次出走成功。

·情绪因素

小希一边在被害妄想的影响下感到不安、恐惧，一边又担心被父母"送到疯人院关起来"，极度害怕、紧张，才不得不逃离。

2. 哪些情况预示着小希有出走的可能？

（1）小希曾经有离家出走的经历。

（2）小希有明显的精神疾病症状，如幻听（听到有声音命令她离开）及被害妄想（感觉周围的人要害她）。

（3）小希感受到不安和恐惧，并表达出家里不安全，家里有人会害她的想法。

作为小希父母，如果能及时评估到小希出走的可能性，及时发现她的出走意图，可以减少小希离家出走的风险，避免其受到

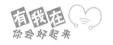

未知的伤害。

3. 怎样做才能预防小希再次离家出走呢？

·父母学会理解和接纳小希的疾病症状

当小希念叨有人要害她时，父母需要去了解她为什么会出现这样的言语，她在担忧什么，需要得到父母怎样的帮助。可以展开以下对话：

小希：我听到那些人在说要害我，我很害怕。

妈妈：听到有人在说要害自己的时候，心里肯定很紧张，你能告诉我这些我感觉很高兴，证明你是信任我的。能告诉我他们说了什么吗？

小希：他们说有人要给我下毒药，让我马上离开家。

妈妈：如果是我也会害怕的，你希望爸爸妈妈怎样帮助你？

·鼓励小希接受专业治疗

小希离家出走主要是疾病症状所致，因此，积极治疗疾病是预防出走最好的方式。当小希被迫害妄想的症状消失了，不安全感也会随之消失，恐惧、紧张自然也会缓解，出走自然就不会发生了。

·加强环境管理

给小希创造安静的休养环境，减少外界的打扰，缓解她的不安全感。在接受专业治疗前，最好有专人守护，避免小希出现外逃的行为。

4. 小希出走后的处理方式

（1）发现小希出走后，应发动亲朋好友帮忙一起寻找，询问与小希相熟的同学、朋友，到小希可能去的地方排查。

（2）如果小希出走时长超过 24 小时是可以向派出所申请立案调查的，失踪人口的立案一般情况下都是以 24 小时作为时间限制的，但如果有证据证明小希的人身安全可能会有危险，或者是她可能会受到侵害，那么随时都可以向公安机关申请立案调查，这是不受时间限制的。

（3）如果小希自行返回了，父母要安慰她，不要埋怨、训斥和责备，了解她离开的原因。

（4）小希返回后要及时对她进行身体检查，发现异常及时送医院处理；如发现她有可能被侵害，应立即报警，送她到专业医疗机构进行身体鉴定。

精神疾病危机状态——跌倒

精神疾病患者服药时间相对较长，疾病所带来的一些躯体不适（如：全身乏力、头晕、头痛、意识模糊等）都容易让他们发生跌倒的危险，跌倒可能会带来骨折、外伤，甚至脑血管意外

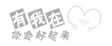

（中风等）。尤其是老年人，跌倒以后可能会面临无穷无尽的痛苦，会影响到他们的生活质量，情况严重甚至会致残或致死。也许有些跌倒我们防不住，但我们可以将跌倒后的损伤降到最低。因此，预防精神疾病患者跌倒至关重要。

一、案例呈现

患者吴大爷，男性，69岁，被诊断患有"阿尔茨海默病"（老年痴呆症）。患者四年前开始逐渐出现记忆力下降，常丢三落四，如出门忘带钥匙、炒菜忘记放盐、上厕所后忘记冲水等；集中注意力很难；不认识自己的子女，只认识自己老伴；变得敏感多疑，经常在家里做些莫名其妙的动作，搞得家人哭笑不得。他白天睡眠多，晚上不愿意睡觉，夜间经常起床活动、找东西，担心有小偷来家里偷东西，影响家人休息，被送到医院就诊后拿药回家服

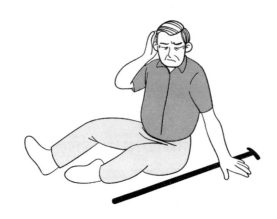

用，既往病史有高血压、糖尿病。其老伴对其照顾周全，监护服药，服药后吴大爷感觉头晕，全身无力，走路不太稳当。一次夜间，吴大爷自行起床上厕所时不慎摔倒，老伴从睡梦中惊醒，立即将他扶至床边，简单询问了下他有无大碍，吴大爷表示无其他疼痛。第二日早上醒来，其老伴发现吴大爷"头脑不清楚"，说话口齿不清，检查发现他头部有一约 5cm×5cm 的血肿，这才通知子女将他送到医院救治，检查发现其尾椎粉碎性骨折及头部血肿。

二、案例分析

1. 吴大爷为什么容易跌倒呢?

·生理因素

研究显示，随着年龄的增长，生理功能减退，人体自我保护、防御能力下降，易发生跌倒，进而导致骨折。吴大爷 69 岁，属高龄患者，年龄偏大，走路不稳，存在感觉系统功能障碍、骨骼和关节退行性病变等问题，是跌倒高危人群。

·疾病因素

吴大爷患有阿尔茨海默病，记忆力下降，注意力不集中，意识不太清晰，行为紊乱，经常半夜起来找东西，因为走路不稳，加上夜间光线昏暗，更容易发生跌倒。

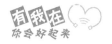

·药物因素

吴大爷在患病初期服用控制精神疾病症状和帮助睡眠的药后会感觉头晕、全身无力，这影响了吴大爷的平衡功能和判断能力，也容易导致吴大爷发生跌倒的危险。

2. 怎样做才能更好地防止吴大爷再次跌倒？

·照护者提高警觉

吴大爷属于跌倒高危人群，因为疾病的原因，对他的管理难度本来就很大，加之他经常不听家属的话，因此面对吴大爷的各种危险行为（到处走，半夜起来活动等），家属需要格外提高警惕，一旦他起来活动，要陪伴在他身边，防止他跌倒。

·加强对患者高危行为的监管

在吴大爷如厕及体位变化时（起床、下蹲后站立），家属应加强防护，让患者在自己视线范围内活动。因为药物、年龄及疾病的原因，吴大爷很容易在体位突然变化时出现头晕或是体位性低血压而导致跌倒。如有体位变化，家属应指导他从卧位、蹲位或坐位起立时要缓慢，不要突然改变体位（遵循起床"三部曲"原则，即醒后 30 秒再起床，起床 30 秒后再站立，站立 30 秒后再行走，若有头晕、眼花，需坐更长时间再活动）。

·关注患者其他疾病的病情

吴大爷患有糖尿病和高血压，这两种疾病都需要关注是否有其他的症状出现，家属需要关心吴大爷降糖药和降压药是否在规律服用，血糖和血压是否得到稳定控制。低血糖和低血压也都会导致头晕、无力等症状，也非常容易使吴大爷发生跌倒的危险。

·为患者提供安全的环境

吴大爷爱活动，步态又不稳，家属要为他提供安全的环境，家里布置应简单，为他留出较大的活动空间，座椅等家具边缘尽量用布或是海绵包裹。厕所、浴室、走廊应随时保持地面清洁、干燥，防止吴大爷滑倒，夜间厕所保持一定的光线，保证他在夜间上厕所时能有良好的视野。

·了解药物反应

家属应了解吴大爷使用的精神疾病药物和帮助睡眠的药物服用后有什么不良反应。当他出现头晕时应确保其卧床休息，当他出现视物模糊、步态不稳时，应给予搀扶。

3. 当吴大爷发生跌倒之后我们该怎么办？

发生跌倒后不要急于扶起，先评估吴大爷目前的情况。

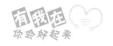

· **如果患者意识不清（喊不答应），应立即拨打急救电话**

A. 如有外伤、出血，应立即用干净毛巾或纱布压迫止血；

B. 有呕吐发生时，应将头偏向一侧，并清理口腔、鼻腔呕吐物，保证呼吸通畅；

C. 有抽搐，应将患者移至平整的软地面或于其身体下垫软物，防止碰伤、擦伤，必要时于患者牙间垫较硬物，防止舌咬伤，不要硬掰患者正在抽搐的肢体，防止肌肉、骨骼损伤；

D. 如需搬动患者，应保证患者平稳，尽量使其平卧。

· **如果患者意识清楚**

A. 询问吴大爷跌倒情况及对跌倒过程是否有记忆，如不能记起跌倒过程，判断可能为晕厥或脑血管意外，应立即护送他到医院诊治或拨打急救电话；

B. 询问他是否有剧烈头痛，观察他口角是否歪斜、说话是否清楚、手脚是否无力等，如果提示有脑卒中（中风）的可能，立即扶起他可能加重脑出血或脑缺血，使病情加重，此种情形下应保持患者平躺，立即拨打急救电话；

C. 有外伤、出血，立即用干净毛巾或纱布压迫止血，并护送患者到医院进一步处理；

D. 查看吴大爷有无肢体疼痛、畸形、关节异常、肢体位置异常等骨折现象，如无相关专业知识，不要随便搬动患者，以免加重病情，应立即拨打急救电话；

E. 查看吴大爷有无腰、背部疼痛，有无双腿活动感觉异常及大小便失禁等情况，如果提示有腰椎损伤，无相关专业知识，不要随便搬动患者，以免加重病情，应立即拨打急救电话；

F. 如吴大爷试图自行站起，可协助其缓慢起立或者坐、卧，协助其休息并观察，确认无碍后方可离开；

G. 如需搬动患者，应保证患者平稳，尽量使其平卧休息。

患者一旦发生跌倒，均应在家庭成员陪同下到医院诊治，并积极查找跌倒危险因素，评估跌倒风险，为防止再次跌倒提供经验。

图书在版编目（CIP）数据

有我在，你会好起来 / 叶应华，欧颖，王凤著 . --
成都：成都时代出版社，2024.1
（萤火虫心理健康科普丛书）
ISBN 978-7-5464-3023-2

Ⅰ . ①有… Ⅱ . ①叶…②欧…③王… Ⅲ . ①心理疾
病 - 普及读物 Ⅳ . ① R395.2-49

中国版本图书馆 CIP 数据核字（2022）第 028118 号

有我在，你会好起来
YOU WO ZAI NI HUI HAO QILAI

叶应华 欧颖 王凤 著

出 品 人 达 海
总 策 划 邱昌建 李若锋
责 任 编 辑 张 旭
责 任 校 对 程艳艳
内 文 插 画 陈 都
装 帧 设 计 成都九天众和
责 任 印 制 陈淑雨 黄 鑫

出版发行 成都时代出版社
电 话 （028）86742352（编辑部）
（028）86763285（市场营销部）
印 刷 成都蜀通印务有限责任公司
规 格 145mm×210mm
印 张 7.625
字 数 165 千
版 次 2024 年 1 月第 1 版
印 次 2024 年 1 月第 1 次印刷
书 号 ISBN 978-7-5464-3023-2
定 价 49.00 元